TRAITÉ
DES TUMEURS

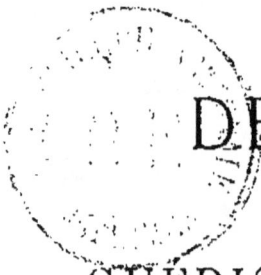

ET

DES CANCERS

GUÉRISON SANS OPÉRATION

PAR LA MÉTHODE

DU

Docteur ALLIOT d'Étaves

MÉDECIN SPÉCIALISTE DE LA FACULTÉ DE PARIS

Vingt septième édition

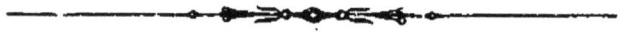

TITUT MÉDICAL DE PARIS

34, rue Vignon, 34

(Près la Madeleine)

PAS DE SUCCURSALE

TRAITÉ DES TUMEURS

ET DES

CANCERS

TRAITÉ
DES TUMEURS

ET

DES CANCERS

GUÉRISON SANS OPÉRATION
PAR LA MÉTHODE

DU

Docteur ALLIOT d'Étaves
MÉDECIN SPÉCIALISTE DE LA FACULTÉ DE PARIS

CONSULTATIONS
MARDI, JEUDI et SAMEDI
De 2 heures à 4 heures.

Curati cultro citiùs moriuntur.

Les cancéreux qui se font opérer
par le couteau, meurent plus vite que
s'ils n'avaient pas laissé toucher à
leur mal. (J.-B. ALLIOT, 1698.)

Vingt-septième édition

INSTITUT MÉDICAL DE PARIS
34, rue Vignon, 34
(Près la Madeleine)

PAS DE SUCCURSALE

AVIS

—

L'Institut médical ALLIOT, fondée en 1886, 25, rue du Pont-Neuf, est toujours RUE VIGNON, 34. Il n'y a pas eu chang.ment d'adresse, se méfier.

———

AVANT-PROPOS

***

Le traitement par la Méthode ALLIOT

C'est aux malades atteints de tumeurs que s'adresse notre brochure.

C'est aux désespérés qui souffrent depuis longtemps d'une maladie rebelle à tous les traitements que nous venons dire : *Suivez notre méthode et vous obtiendrez la guérison sans opération.*

Nos moyens de guérison jouissent en France d'une grande faveur : des milliers de certificats de guérisons nous ont été envoyés de tous côtés et attestent son excellence. La riche collection de ces témoignages authentiques prouve l'efficacité souveraine de notre méthode de traitement et assure dès aujourd'hui son triomphe sur toutes les opérations chirurgicales.

Aux Dames atteintes *d'une tumeur du sein, d'un cancer ou d'une glande, d'une tumeur fibreuse du ventre, de maladie de matrice,* nous offrons un traitement sûr qui donne au début

des résultats incomparables par de simples pansements et les débarrasse bientôt et pour toujours de ces maladies, et cela sans opération.

Aux Hommes atteints *d'hémorrhoïdes, de fistules, de cancers de la langue ou des lèvres, de
maladies du rectum ou de la vessie*, nous venons
dire : Suivez la méthode Alliot d'Étaves, et sans
opération, par nos pansements spéciaux, vous
recouvrerez vite votre santé perdue.

Notre méthode est applicable aux malades de
deux manières :

1° PAR UN TRAITEMENT DIRECT appliqué à
notre Institut médical de Paris, 34, rue Vignon,
près la Madeleine, sans succursale.

2° PAR UN TRAITEMENT PAR CORRESPONDANCE,
c'est-à-dire indiqué par lettre au malade qui, ne
pouvant se déplacer, tient à se soigner chez lui
par correspondance.

LE TRAITEMENT DIRECT est celui que doit
choisir le malade qui peut se déplacer et venir
séjourner à Paris. Tous les pansements nécessaires au traitement sont appliqués chaque jour
sous notre direction avec toute la sécurité et
l'habileté que donnent seules une longue expérience et 10 années de grande pratique.

Plusieurs maisons de famille reçoivent comme
pensionnaires les malades qui n'ont pas de con-
naissances à Paris.

LE TRAITEMENT PAR CORRESPONDANCE consiste à nous expliquer par lettre, avec clarté, la

nature de la maladie, son siège, son origine, les douleurs. Nous envoyons de suite une *consultation écrite* expliquant au malade le traitement à suivre. (*Avoir soin d'ajouter à la lettre un mandat de 10 francs pour la consultation.*)

Pour le traitement par correspondance nous croyons bon de joindre ici un petit questionnaire pour les maladies les plus fréquentes. Les malades voudront bien y répondre dans leurs lettres.

En cas de tumeur du sein.

Votre âge ?

Avez-vous reçu un coup sur le sein ?

La tumeur est-elle grosse, dure ?

Dans quel sein ?

Y a-t-il longtemps ?

Adhère-t-elle à la peau ?

La peau est-elle rugueuse ?

Sa couleur ?

Le mamelon est-il rétracté ?

Suinte-t-il ?

Y a-t-il des ganglions engorgés à l'aisselle ?

Y a-t-il une plaie ?

Qu'en coule-t-il ?

Le bras est-il enflé ?

Avez-vous des élancements ?

Expliquez vos douleurs ?

Avez-vous de l'appétit ?

Etes-vous maigrie ?

Quel est le teint de votre figure ?

En cas de tumeur de la matrice et du ventre.

Votre âge ?

Avez-vous eu des accouchements difficiles ?

Depuis combien de temps êtes-vous malade ?

Souffrez-vous beaucoup ?

Expliquez vos dou-
leurs ?

Votre ventre est-il
grossi ?

De combien ?

Perdez-vous beaucoup
de sang ?

Perdez-vous un liquide
jaunâtre ?

Perdez-vous en blanc ?

Avez-vous des coli-
ques ?

La digestion est-elle
difficile ?

Etes-vous constipée ?

Urinez-vous souvent ?

Sentez-vous une pesan-
teur du côté de l'anus ?

Avez-vous des élance-
ments ?

Avez-vous mal aux
reins ?

Etes-vous maigrie ?

Avez-vous la fièvre ?

Tenez-vous le lit ?

En cas
d'hémorrhoïdes.

Votre âge ?

En connaissez-vous la
cause ?

Etiez-vous constipé ?

Fumiez-vous ?

Aviez-vous une profes-
sion sédentaire ?

Preniez-vous des pilu-
les à l'aloës ?

Vos hémorrhoïdes
sont-elles externes ou internes ?

Sortent-elles quand
vous allez à la selle ?

Rentrent-elles seules ?

Perdez-vous du sang ?

Quelle quantité ?

Avez-vous un écoule-
ment de pus ?

Eprouvez-vous des
cuissons ?

Des élancements ?

Des douleurs ?

Une pesanteur à
l'anus ?

Comment sont vos uri-
nes ?

Avez-vous une affec-
tion du foie ?

Une tumeur du ventre?

En cas de fistule
à l'anus.

Votre âge ?

Quel est votre tempé-
rament ?

La fistule a-t-elle commencé par un abcès ?

L'a-t-on percé ?

Il y a combien de temps ?

Coule-t-il beaucoup de pus ?

Du sang ?

Eprouvez-vous des élancements ?

Etes-vous constipé ?

La fistule est-elle complète ?

Quand vous allez à la selle, sort-il des matières par la fistule ?

N'a-t-elle qu'un orifice externe ?

Un orifice interne ?

Etes-vous sujet aux bronchites ?

Suez-vous la nuit ?

Avez-vous de la fièvre ?

Maigrissez-vous ?

Dans certains cas de *maladies des reins*, de *vessie*, de *diabète*, *d'hydropysie*, etc., il sera bon d'envoyer une fiole contenant de l'urine (du matin), pour être analysée en notre *laboratoire d'uroscopie*.

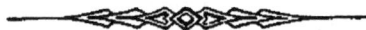

DES TUMEURS EN GÉNÉRAL

Dans son sens le plus général, une tumeur est une excroissance, une grosseur anormale, apparente à la surface du corps, ou renfermée à l'intérieur des organes.

Pour le professeur Fort : « La tumeur représente une masse solide, plus ou moins circonscrite, de structure analogue à celle de nos tissus et à évolution lente. »

Cette masse solide, produite par des causes diverses et qui passent le plus souvent inaperçues, est le résultat d'un travail de transformation et de dégénérescence des tissus. Sous l'influence de telles causes, l'activité de ces tissus est excitée outre mesure, de sorte que les éléments dont ils sont constitués se multiplient d'une manière exagérée : ils forment alors ce qu'on a appelé des *néoplasmes*.

Mais cette excitation peut se manifester sur deux tissus essentiellement différents : le tissu superficiel ou *épithélial* (la peau) ; et le tissu interne ou *conjonctif*. De là deux modes bien tranchés d'origine des tumeurs, suivant le tissu dans lequel elles se développent.

On pourrait donc classer les tumeurs en deux grands groupes : tumeurs épithéliales, et tumeurs conjonctives ;

mais, lorsque ces affections sont un peu développées, les deux sortes de tissus sont atteints ensemble, et alors, comment découvrir l'origine de la tumeur?

Malgré les patientes recherches des plus grands anatomistes; beaucoup de points restent encore obscurs dans cette importante question ; aussi est-elle grande la difficulté que présente la description des tumeurs en général. Aucun auteur n'a encore réussi dans ce te. pénible tâche. On peut même dire que la question reste tout entière à résoudre.

Les anciens divisaient les tumeurs en trois groupes principaux: *Tumores secundum naturam; T. supra naturam; T. præter naturam.*

D'après Broca, les *T. secundum naturam* étaient celles qui se produisent naturellement, et ne constituent pas une maladie, comme le développement de la matrice et des seins pendant la grossesse et l'allaitement. Les *T. supra naturam* étaient celles qui proviennent du déplacement de certains membres, comme la saillie des os luxés ou fracturés.

Toutes les autres tumeurs sont produites par des parties non naturelles : c'étaient les *T. præter naturam.* Elles proviendraient de l'accumulation de l'une des *humeurs* du corps ; de là leur dénomination de *tumeurs humorales.* Parmi ces humeurs, la plus dangereuse était l'*atrabile ;* par son âcreté, elle amenait le *cancer,* disait le savant.

Cette hypothèse de l'atrabile dura jusqu'au xviiie siècle. Elle tomba sous le ridicule dont Molière la couvrit, après les recherches d'illustres savants tels que : Harvey, Malpighi, Leuwenhoeck, Ambroise Paré.

Il fallut bien distinguer, des tumeurs à issue non dangereuse, celles qui avaient une issue mortelle ; de là, les *tumeurs bénignes* et les *tumeurs malignes ;* mais, en même temps, on adopta l'hypothèse de la *dégénérescence,* c'est-à-dire de la transformation des tumeurs bénignes en tumeurs malignes, par suite de ce qu'on appelait la *dépravation* de la lymphe.

Alors apparut Hunter, dont le grand mérite, d'après le Docteur Bougaud, fut « d'avoir découvert que les tumeurs sont formées de tissus comparables aux tissus sains, sinon par leur structure, du moins par leur vitalité ; qu'elles naissent par un travail d'organisation, qu'elles vivent et s'accroissent par un travail de nutrition ; qu'elles sont, en quelque sorte, des organes nouveaux ajoutés à l'économie, et que leur composition anatomique est susceptible de varier comme celle des parties naturelles. »

Puis vinrent : Bichat, Corvisart, Laënnec, Raspail, Muller.

Ce dernier ne pouvant classer les tumeurs par l'étude anatomique, eut recours à la chimie, à la physiologie, à la clinique ; il ne put arriver à d'autre chose qu'à l'ancienne distinction des tumeurs bénignes et des tumeurs malignes.

Il faut bien le reconnaître, en effet, beaucoup de tumeurs se comportent tantôt comme des tumeurs bénignes, tantôt comme des tumeurs malignes, suivant le sujet qui en est affecté. On les a appelées : *Tumeurs mixtes,* ou à *issue variable.*

Beaucoup de tumeurs récidivent lorsqu'on les a enlevées par le bistouri, c'est-à-dire qu'au bout d'un certain temps elles reparaissent au même endroit. Peut-on les appeler *bénignes,* car, par suite des opérations réitérées, elles épuisent le malade ? Et pourtant, par elles-mêmes, elles ne sont guère dangereuses ; elles constituent seulement une gène ou une difformité.

De là cette classification imaginée par certains praticiens :

1° Tumeurs bénignes, non infectieuses, ne récidivant pas ;

2° Tumeurs mixtes, non infectieuses, récidivant presque toujours ;

3° Tumeurs malignes, infectieuses, récidivant.

Malgré les travaux faits dans ces dernières années par les plus habiles maîtres de la science, chirurgiens, anatomistes, histologistes : Broca, Verneuil, Billroth, Velpeau, Robin, Cornil et Ranvier, la question n'est guère plus avancée. Nous n'avons pas la prétention de faire ici un traité didactique ; notre unique but est d'éclairer les malades, et de les rendre capables par eux-mêmes de bien nous indiquer l'affection dont ils souffrent, afin que nous puissions, même par correspondance et sans les avoir vus, les renseigner et leur dire s'ils doivent, ou non, se déranger pour venir nous consulter à notre Institut. Dans certains cas, en effet, nous pouvons leur écrire les soins dont ils doivent s'entourer, et leur prescrire les remèdes à prendre, sans qu'ils soient obligés de quitter leurs occupations.

Nous divisons les tumeurs en trois groupes :

A. Tumeurs bénignes ; B. Tumeurs a pronostic variable, tantôt bénignes, tantôt malignes ; C. Tumeurs malignes.

Classification des tumeurs d'après la méthode Alliot.

A. TUMEURS BÉNIGNES.

{
Kystes.
Lipomes.
Fibromes.
Ostéomes.
Papillomes.
Angiomes.
Myomes.
Névromes.
Tubercules.
Gommes.
}

B. TUMEURS A PRONOSTIC VARIABLE.

{
Chondromes.
Adénomes.
Myxomes.
Sarcomes.
Lymphadénomes.
}

C. TUMEURS MALIGNES,

{
Epithéliomes.
Carcinomes.
}

KYSTES

LOUPE A LA TÊTE, AU FRONT. — KYSTE DE L'OVAIRE

Les kystes sont des tumeurs qui se produisent aussi bien sur la peau qu'à l'intérieur du corps. Ces tumeurs sont formées d'une membrane distincte, sans ouverture,

renferment des substances ordinairement liquides, parfois solides. Ces substances deviennent, dans certains
cas, tellement abondantes, qu'elles arrivent à former
une masse volumineuse qui agit par compression sur
les organes voisins, et amènent ainsi la mort du sujet.

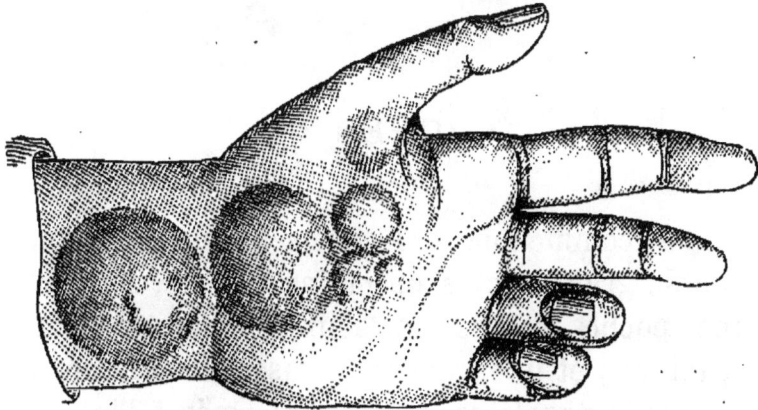

FIG. 1. — Kystes en bissac et à grains riziformes des régions palmaires
de la main et antérieure de l'avant-bras.

Les kystes peuvent s'enflammer, suppurer; et le pus
s'ouvre un chemin au dehors, soit par les voies naturelles, soit par des trajets fistuleux.

On divise les kystes en deux groupes : les kystes à
parois naturelles et les kystes à parois accidentelles.

KYSTES A PAROIS NATURELLES

Ils comprennent la plupart des tumeurs kystiques.
Les principaux sont les suivants ;

1° **Kystes sébacés.** — On les rencontre sur

toute la surface de la peau, excepté aux endroits les
plus résistants, tels que la paume de la main (Fig. 1), ou
la plante des pieds. Quand ils siègent à la tête, ce sont
des *loupes;* on les rencontre encore au sein.

LOUPES

Les loupes, comme tous les kystes sébacés, contiennent
une véritable graisse, plus ou moins épaisse, renfermée
dans une poche formée de deux membranes : une
externe, mince ; et une interne, épaisse, n'adhérant pas
à la première. La matière grasse renfermée à l'intérieur
ressemble tantôt à du miel, tantôt à de la bouillie,
d'autres fois à de la cire.

On ne s'aperçoit ordinairement de la présence d'un
kyste sébacé, que lorsqu'il a acquis la grosseur d'une
noisette. Cette tumeur augmente très-lentement, s'ar-
rête souvent dans sa croissance, et ne cause pas de
douleurs ; mais elle peut gêner par sa situation, lorsqu'elle atteint un volume considérable.

Dans quelques circonstances, la peau s'amincit, s'ulcère ; le contenu s'échappe ; mais l'ulcération ainsi
produite ne doit pas être confondue avec celle du cancroïde.

Les loupes se distinguent du lipome en ce que celui-
ci ne fait pas corps avec la peau comme la loupe, il a
une base large et présente des bosselures manifestes,
si l'on vient à toucher la peau à sa surface.

Les loupes n'ont aucune tendance à guérir d'elles-

mêmes. Certaines personnes, voulant les faire disparaître, s'imaginent qu'elles n'ont qu'à les percer avec
une épingle, ou même les fendre avec un rasoir. Non
seulement ces pratiques sont dangereuses, parce qu'elles
peuvent amener des érysipèles, mais, de plus, elles sont
toujours suivies de *récidive*, parce qu'on vide le kyste
sans en enlever la poche.

Pour des raisons analogues, il faut absolument repousser le bistouri.

Cette infirmité gênante est radicalement guérie par
notre méthode. Nous avons fait disparaître un nombre
considérable de loupes. Qu'on nous permette de citer
deux cas de guérison.

Exemples de guérison.

Loupes du cuir chevelu. — M. N. D., menui-
sier, habitant une localité voisine de Paris, avait sur la
tête cinq loupes, dont trois étaient de la grosseur d'une
bonne noix, et deux autres atteignaient le volume d'une
orange. Elles l'incommodaient beaucoup, car il lui était
impossible de se coiffer ; de plus, il était en but aux
quolibets de ses amis qui le plaisantaient sur ses cinq
bosses. Aussi, après avoir longtemps hésité, et constatant que les tumeurs suivaient une marche progressive,
se décida-t-il à venir nous trouver.

Après l'avoir assuré, non seulement qu'il guérirait
complètement, mais encore qu'il ne serait en rien obligé
d'interrompre son travail, nous appliquâmes, le même
jour, notre traitement sur les cinq loupes à la fois.

Les tumeurs les plus petites cédèrent en une semaine
à notre traitement ; mais les deux autres, plus anciennes,
résistèrent davantage. Elles disparurent cependant,

l'une au bout de quatorze jours, et l'autre au bout de seize.

Loupe au front. — Mlle O. B., âgée de 24 ans, caissière dans un des grands magasins de Paris, était affligée, depuis quelques années, d'une loupe au front, à la naissance du nez. Cette loupe, après avoir grossi quelque temps, était arrivée à acquérir le volume d'une amande ; puis son évolution était restée stationnaire. Néanmoins, Mlle B., craignait de la voir reprendre sa marche ascendante, et surtout avait peur qu'avec l'âge elle ne produisit un cancer.

Elle consulta une sage-femme qui, dans le quartier, avait une grande réputation : au moyen d'une certaine eau, qui n'était autre chose que l'acide nitrique ou *eau forte*, elle avait la réputation de brûler certaines petites excroissances de chair, comme les verrues, les poireaux, les durillons, cors, etc. Elle se vanta d'anéantir la loupe. Mais ce procédé violent n'eut d'autre effet que d'enflammer la figure et de faire souffrir horriblement l'imprudente qui s'était fiée aux pratiques de ce médecin en jupons. Mlle B., vint alors nous trouver et, en huit jours, notre traitement eut facilement raison de sa loupe.

KYSTES GLANDULEUX

Ils résultent d'une dilatation anormale qui se fait sentir sur une partie de la glande, soit sur le conduit excréteur, soit le plus souvent, sur un des lobules ou *acini* de la glande. Ils contiennent un liquide visqueux incolore.

Ces kystes s'attaquent à toute glande de l'économie : foie, reins ovaire, corps thyroïde, pancréas, glandes salivaires. Le plus important est le kyste de l'ovaire dont nous nous occuperons en détail au chapitre suivant.

Lorsque plusieurs grains glanduleux subissent la transformation kystique, le kyste est *multiloculaire*, et si les cloisons qui séparent les différents lobes sont plus ou moins incomplètes, le kyste est *aréolaire*.

L'affection, déjà grave par elle-même, se complique lorsque la surface interne du kyste donne naissance à des productions épithéliales. On a alors un *kyste proligère*, ou *cysto-sarcome*.

Si ces productions prennent un grand développement, elles remplissent entièrement la cavité kystique, font éclater la paroi, et font hernie à l'extérieur Ce sont des *cysto-carcinomes*. Dans ces deux derniers cas, nous sommes en présence de véritables cancers.

KYSTES DE L'OVAIRE

Il y a trois sortes principales de kystes de l'ovaire : 1° k. uniloculaire ; 2° k. multiloculaire ; 3° k. aréolaire.

Quant au contenu de la tumeur, c'est quelquefois un liquide incolore, limpide, ne renfermant pas d'albumine ; dans ce cas, le kyste est dit *séreux*.

D'autres fois, c'est un *kyste albumineux*, si le liquide file comme le blanc d'œuf (albumine).

Si la nature de l'intérieur du kyste est épaisse, d'une consistance rappelant la gelée, le kyste est *gélatineux*.

Enfin, il y a le *kyste solide*, dans lequel on trouve toutes sortes de choses, jusqu'à des dents, des poils, des os, etc...

Le plus souvent, le contenu du kyste est liquide. Ce liquide peut devenir très abondant, il distend alors les parois du kyste. C'est une véritable hydropisie. En quelques années, le ventre devient absolument monstrueux.

Généralement, cette dégénérescence n'atteint qu'un des ovaires ; de plus, les symptômes du mal offrent de telles analogies avec ceux d'une simple grossesse, que certains médecins peuvent s'y tromper On a cité des cas, rares il est vrai, où le chirurgien, croyant avoir

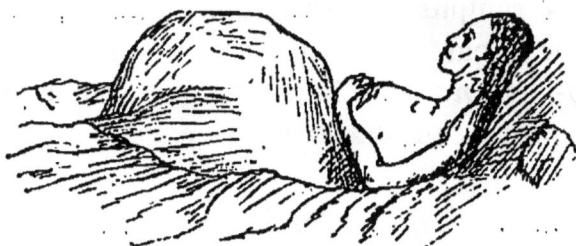

Fig. 2. — Kyste de l'ovaire droit.

affaire à un kyste, taillait dans le ventre de la femme qu'il ne croyait pas enceinte, et retirait des morceaux de fœtus !

Le kyste de l'ovaire diffère pourtant bien de la grossesse : absence de tout mouvement et de tout bruit révélant la présence d'un fœtus ; forme et résistance de la tumeur qui est ovoïde, globuleuse, fluctuante ; absence aussi de gonflement des mamelles, et continuation de la menstruation (Fig. 2).

La tumeur ovarique, grossissant de plus en plus, refoule tous les organes voisins devant elle, comprime les vaisseaux et se termine, quand les fièvres et l'épuisement n'ont pas tué la malade, par une rupture effroyable, suivie de mort.

La plupart des malades ne s'aperçoivent de leur état que lorsque la tumeur offre déjà un certain volume. Elles ne ressentent, généralement, pas de douleurs ; il en est autrement, toutefois, s'il se développe une péritonite partielle ; alors les douleurs sont très vives.

On ne ressent guère que de la pesanteur, de la gêne, surtout du côté où se trouve l'ovaire atteint, mais les digestions deviennent difficiles.

On peut constater dans le ventre la présence d'une tumeur, mate à la percussion ; et quelle que soit la position prise par la malade, on n'observe aucun changement dans la position de la tumeur, ni dans la matité.

Par le toucher vaginal, on peut, si la poche kystique n'est pas trop volumineuse, constater la présence et la mobilité de la tumeur ; mais si la poche acquiert de grandes dimensions, la matrice est déviée à droite ou à gauche, en avant ou en arrière ; quelquefois même, elle est tellement abaissée que le col se présente à l'orifice vulvaire, et le toucher n'indique rien.

La malade qui est affligée d'un kyste de l'ovaire ne s'en aperçoit guère qu'au bout d'un certain temps ; car, en général, la marche de ces tumeurs est lente. On en a rencontré toutefois qui, en l'espace de quatre ou six mois, sont devenus énormes.

Au commencement, il n'y a pas de douleurs ; mais peu à peu, à mesure que le mal augmente, on perçoit certains symptômes inquiétants : les fonctions digestives sont gênées ; le gros intestin, comprimé, ne laisse plus passer les matières fécales. Il en résulte des vomissements et de la constipation. La vessie, de son côté, diminue de volume ; de là, ces fréquentes envies d'uriner qui étonnent les malades.

Si le kyste atteint de fortes dimensions, les troubles sont plus graves encore : la respiration se fait difficilement ; parfois même, il peut y avoir asphyxie. L'appétit est nul ; l'amaigrissement fait des progrès rapides ; la fièvre arrive, suivie bientôt du fatal dénouement.

La mort peut arriver encore d'une autre manière : le kyste s'enflamme, suppure, et l'inflammation, en se propageant, gagne le péritoine.

On doit donc, dès que l'on croit s'apercevoir de la présence d'un kyste, consulter le médecin. Ce dernier examine le malade avec le plus grand soin, car il est assez difficile de bien diagnostiquer cette affection ; puis, il indique le traitement à suivre.

Là encore, nous retrouvons, chez les maîtres en l'art de guérir, les divergences si variées que nous avons tant de fois signalées dans le cours de cet ouvrage. Les uns préfèrent le traitement médical.

Le traitement médical des kystes de l'ovaire a pour but essentiel de retarder la marche du mal à l'aide de remèdes soi-disant énergiques Et en quoi consiste l'*énergie* de ce traitement ? Elle se borne, d'après Pidoux, à irriter les téguments ! Nous ne nous attarderons pas à exposer les mille critiques faites à ce système.

D'autres praticiens ont essayé de réduire la tumeur progressivement. Mais ils n'ont pas su choisir les médicaments appropriés ; ils se sont contentés de l'iodure, du chlorate de potasse, du chlorure d'or, ou même de médicaments qui, loin d'avoir certain effet sur le mal, épuisaient la malade, l'empoisonnaient même !

Chacun sait que lorsqu'un médecin ne sait que faire pour une tumeur, il ordonne de l'iodure de potassium.

Cependant, ces docteurs avaient indiqué la bonne voie : c'est de ce côté-là que nous avons dirigé nos efforts : employer les remèdes internes et un traitement extérieur en même temps, qui, en agissant sur le mal, le réduisent peu à peu, et le font disparaître.

Nous ne parlons pas, bien entendu, du procédé chirurgical. Nos lecteurs savent assez que nous le condamnons toujours, et que dans ce cas surtout il est condamnable. La ponction, opération qui n'est pas toujours sans danger, n'a, en outre, d'autre effet que de soulager momentanément la malade. Le liquide, en effet, revient rapidement, et il faut bientôt recommencer ; c'est au point que Boinet affirme que, d'après les statistiques : « les malades meurent au moins aussitôt que si elles n'avaient pas été opérées. »

Nous ne parlons pas des injections iodées et autres, de la compression, de la sonde à demeure, de l'incision (Récamier). Nous arrivons à la grande opération, à l'*ovariotomie*. Certains chirurgiens, des plus habiles, entr'autres l'illustre Nélaton, ont, il est vrai, souvent réussi à extirper ainsi les kystes ovariens ; mais cette extraction ne doit être faite que dans certains cas bien déterminés ; elle est, au contraire, contre-indiquée dans d'autres, et ce sont les plus fréquents. Enfin, nous le répétons, les maîtres de l'art, seuls, ont assez de talent pour la faire ; mais, l'opération faite, l'opérée est-elle sauvée ? Non, il en meurt plus de 50 pour 100.

Par ma méthode, point n'est besoin d'avoir recours à nos illustrations chirurgicales : il suffit de venir me trouver. Notre première consultation a pour but de nous faire constater la présence du kyste, son volume, sa consistance, ses points d'adhérence ; elle nous montre aussi l'état physique de la personne atteinte. Après

quoi, notre diagnostic étant posé, nous prescrivons le
traitement à suivre, traitement que l'on doit exécuter
de point en point, sans rien négliger, comme font quelques malades qui, se figurant qu'on leur a ordonné
beaucoup de choses inutiles, omettent, à dessein, certaines prescriptions et sont ensuite fort étonnées de
voir peu d'amélioration dans leur état.

Ce que nous venons de dire s'applique, évidemment,
à toutes les affections, mais surtout au kyste de l'ovaire.

Notre traitement que, depuis vingt-cinq ans, nous ne
cessons d'améliorer à tout instant, nous a procuré de
nombreux succès. C'est pourquoi nous n'hésitons plus,
après une si longue pratique, à le recommander à toutes
les personnes qui souffrent. Parmi les nombreux cas de
guérison, il nous suffira d'en citer un seul.

Exemple de guérison d'un kyste de l'ovaire.

Madame V. M., de constitution assez forte, très bien
réglée, fut fort étonnée, à l'âge de 39 ans, de voir,
malgré cela, grossir son ventre. Comme elle se portait
très bien, elle crut qu'elle était enceinte et ne s'en
inquiéta pas davantage ; il lui sembla, toutefois, que
son ventre augmentait de volume plus rapidement qu'il
n'arrive dans les cas de grossesse. Au quatrième mois,
justement alarmée, elle vint me consulter ; je constatai
la présence d'un kyste ovarien multiloculaire, de consistance résistante, et assez volumineux. Mon traitement,
que je proposai, sans cependant lui donner la supériorité
sur les procédés chirurgicaux, fut accepté, et je me mis
immédiatement à l'appliquer. Dès le soixante-quinzième
jour, les effets de ma médicamentation étaient sensibles :

2

la tumeur diminuait de volume ; cette diminution progressive se termina plus tard par la disparition du mal. Ma malade était guérie.

KYSTES DE LA MATRICE

Parmi ces kystes, les uns sont *muqueux*, les autres *séreux*. Nous parlerons des seconds un peu plus loin.

1° **Kystes muqueux.** — Les kystes muqueux de la matrice ont pour siège principal le col de cet organe : les uns font saillie dans le vagin ; les autres sont dans le col même. On peut en compter un ou plusieurs. Quant à leur volume, il varie depuis celui d'un pois jusqu'à celui d'une noix.

Ils arrivent ordinairement par suite de rapprochements sexuels trop fréquents et trop ardents, ou d'accouchements ; ils sont surtout une conséquence de ces nombreuses inflammations chroniques dont tant de femmes sont affligées à notre époque.

La maladie a des débuts inappréciables ; sa marche est très lente. On ne s'aperçoit guère de la présence de ces kystes que par des troubles qui arrivent dans la menstruation : les règles sont irrégulières, compliquées d'hémorrhagies ; les pertes blanches sont abondantes ; la malade éprouve une sensation de gêne dans le bas-ventre. Mais il n'y a pas, à proprement parler, de douleurs véritables.

Si les kystes descendent dans le vagin, on peut les sentir avec le doigt ; sinon, on ne constate qu'une grande inflammation du col que le toucher rend douloureuse, mais pas aussi douloureuse que dans le cancer du col.

Cette affection est, en réalité, peu dangereuse ; on croit même que certains de ces kystes disparaissent d'eux-mêmes, en s'ouvrant spontanément, ainsi qu'on l'a pensé en constatant des traces de déchirures. Il est vrai que d'autres se produisent dans le voisinage. Enfin, il peut arriver que le kyste soit placé profondément dans le tissu de l'utérus; alors le cas est beaucoup plus grave.

Le traitement chirurgical consiste dans la cautérisation, l'incision simple, l'excision.

Par notre méthode, les kystes muqueux de la matrice disparaissent facilement. Nous ne croyons pas nécessaire de citer des cas de guérison. Qu'il nous suffise de dire que nous rejetons l'opération chirurgicale et que nous guérissons les kystes sans cela.

2° **Kystes séreux.** — On sait qu'on appelle sé- reuse ou *membrane séreuse,* un système d'enveloppes formant poche autour de tous les organes qui doivent effectuer des mouvements dans notre corps. Ces organes sont, pour ainsi dire, coiffés par la séreuse qu'ils refou- lent devant eux; leur paroi se soude à la partie refoulée que l'on nomme *feuillet interne* de la séreuse ; tandis que l'autre partie, ou *feuillet externe,* vient s'appliquer sur le feuillet interne, de manière qu'il n'existe plus entre les deux parties qu'un très petit intervalle rempli par du liquide. Ce liquide est destiné à faciliter le glis- sement des deux feuillets l'un sur l'autre pendant les mouvements des organes.

Le kyste séreux se développe entre les deux feuillets de cette séreuse, et il offre généralement assez de rési- tance ; sa consistance est celluleuse, fibreuse, cartila-

gineuse et parfois calcaire ; il présente souvent un
certain nombre de loges. Le liquide contenu dans la
tumeur est tantôt clair et liquide, tantôt coloré et visqueux. Sa coloration est d'un jaune plus ou moins foncé.

Le volume des kystes séreux varie depuis la grosseur
d'une aveline, jusqu'à celle d'une tête d'enfant. Dans ce
dernier cas, les organes voisins se déforment, s'atrophient et s'enflamment ; les os peuvent même être
amincis.

La tumeur séreuse grossit lentement, sans provoquer
beaucoup de douleurs ; mais elle produit de la gêne et
des difformités.

Les accidents ne sont guère causés que par la pression
séreuse qu'exerce le kyste sur les organes.

Quelquefois, la poche s'enflamme : il se produit un
abcès qui s'ouvre à l'extérieur ; par cet orifice ainsi
formé, s'écoule, non seulement du pus, mais aussi le
liquide séreux : la poche alors se vide, c'est une ponction
dans laquelle le chirurgien n'a pas eu à intervenir. La
guérison peut arriver ainsi.

Mais, d'autres fois, la paroi continue à secréter ; des
végétations fongueuses apparaissent, et la malade peut
être emportée rapidement.

Ces kystes peuvent siéger dans tous les organes et
dans toutes les parties du corps. Au sein, il ne faut pas
les confondre avec des tumeurs cancéreuses. Les plus
répandus sont ceux de la matrice.

3° **Kystes séreux de la matrice.** — Ces kystes
sont presque impossibles à reconnaître : ils ne déterminent jamais de symptômes qui leur soient propres.
Ils sont ordinairement sessiles, c'est-à-dire fixés directement à la paroi sans l'intermédiaire d'un pédicule.
Leur volume varie de la grosseur d'une tête d'épingle à

celui d'une pomme ; d'ailleurs ils sont d'autant plus gros que leur nombre est plus considérable.

Ils siègent plutôt à la face postérieure qu'à la partie antérieure de la matrice.

Pour les diagnostiquer avec certitude, il faut absolument s'adresser à un spécialiste.

Nous avons fait sur ces kystes des études spéciales qui nous ont fourni le moyen de les reconnaître facilement ; aussi pouvons-nous leur appliquer notre méthode, et avec le plus grand succès.

4° **Kystes vasculaires.** — Ils se produisent dans la cavité d'un vaisseau oblitéré. Tels sont certains kystes du placenta, certains kystes multiloculaires du cou. Les kystes développés dans les ganglions lymphatiques en sont une variété.

Enfin, les kystes hémorrhoïdaux peuvent aussi être rangés dans ce groupe. Pour ces derniers, nous renvoyons le lecteur au chapitre des hémorrhoïdes.

KYSTES A PAROIS ACCIDENTELLES

Ce sont des tumeurs renfermées dans un sac formé lui-même aux dépens des tissus voisins.

Nous allons examiner les principaux, ainsi qu'il suit :

Kystes sanguins ou hématiques. — Ces tumeurs proviennent de l'épanchement du sang hors de ses voies normales, toutes les fois qu'une membrane se forme autour de l'épanchement.

Le sang ainsi renfermé dans la poche, est toujours

plus ou moins altéré ; sa couleur est d'un brun-chocolat. D'autres fois, le liquide s'absorbe, et il reste une masse noire fixée aux parois du kyste.

Ces kystes ne sont pas rares. On les rencontre dans le tissu cellulaire libre ; dans les membranes séreuses, exemple l'hématocèle recto-vaginale ; dans l'intérieur des organes, où ils se forment à la suite de violences extérieures ou d'hémorrhagies internes. Dans ce cas, on les trouve le plus souvent aux seins et aux ovaires.

Leur traitement varie beaucoup : il dépend de la nature du kyste. Notre méthode est appliquée à la guérison de ces tumeurs.

Kystes fœtaux. — Ils se montrent dans l'ovaire ou aux alentours, même chez les jeunes filles vierges. Ils prennent aussi naissance dans le thorax, dans l'épaisseur du péritoine, dans la cavité abdominale, dans le scrotum.

Leur contenu est fort variable : on y trouve des poils (d'où leur nom de *kystes pileux*), des débris de peau, des dents, des fragments d'os, assemblage étrange, qui classe ces tumeurs parmi les monstruosités, plutôt qu'au rang des productions pathologiques véritables.

Kystes à entozoaires. — Les entozoaires sont des animaux parasites qui vivent dans le corps de l'homme. Certains de ces êtres, tels que l'échinocoque et le cysticerque, s'entourent d'une membrane et constituent ainsi un véritable kyste. On sait que ces êtres sont des formes du ver solitaire.

Dans chaque kyste, il y a un grand nombre de boules, ou *hydatides*, dont le volume varie depuis le gros d'une lentille jusqu'à celui d'un œuf. Chaque hydatide est une vésicule à parois tremblotantes comme une masse de gélatine ; à l'intérieur, il y a un liquide transparent sans viscosité.

A la face interne des hydatides, sur une membrane spéciale, nommée germinative, prennent naissance les échinocoques, au nombre de 15 à 20; ils nagent dans le liquide. Comment sont-ils venus en un point déterminé du corps, et y ont-ils formé des hydatides, puis des kystes? C'est ce que l'on ne peut encore déterminer d'une manière bien précise.

Le liquide des kystes à entozoaires diffère en ceci à tous les autres kystes, c'est qu'il ne renferme pas d'albumine.

Nous avons découvert un médicament dont une seule dose expulse en moins de quatre heures le ver solitaire avec tous ses anneaux et sa tête, de sorte qu'on se trouve complètement débarrassé de cet hôte malfaisant.

Kystes développés autour de corps étrangers. — Si un corps étranger est introduit dans nos tissus, il peut s'entourer d'une membrane qui l'isole des parties voisines, et empêche toute action novice de sa part.

Ainsi, on a vu des balles séjourner dans les poumons sans causer le moindre accident; des fourchettes, des cuillères, des couteaux même, ont pu traverser les parois du tube digestif et sortir en un point quelconque de l'abdomen sans occasionner de danger.

AVIS

—

L'Institut médical ALLIOT D'ÉTAVES, *est toujours* RUE VIGNON, 34. *Il n'y a pas eu changement d'adresse depuis 1891, se méfier des homonymes.*

PREMIER GROUPE DE TUMEURS

TUMEURS BÉNIGNES ET TUMEURS MIXTES

On sait que nous mettons dans ce groupe toutes les tumeurs non infectieuses, sans nous inquiéter de savoir si elles récidivent ou non, après l'opération sanglante. La plupart, en effet, reparaissent après l'opération ; jamais après l'application de notre méthode.

Ces tumeurs comprennent : les Lipomes, les Myxomes ou Polypes, les Fibromes, les Lymphadénomes, les Kéloïdes.

LIPOMES

LIPOME DU COU

Ce sont peut-être les seules tumeurs qui ne deviennent que rarement malignes ; aussi, les avons-nous mises en tête de ce groupe.

Le lipome est une tumeur formée de tissu graisseux, pouvant se rencontrer sur tous les points du corps et principalement dans la région où la graisse abonde : au voisinage des mamelles, aux épaules, à la région des reins, au cou, à la nuque, au dos, aux lombes, aux fesses, sur le ventre; on en voit aussi sur la tête, la face, le nez, les doigts.

Une mince enveloppe de tissu cellulaire isole toujours de la peau l'amas de graisse, de façon à constituer une sorte de sac qui offre d'autant plus de résistance que la tumeur est moins prononcée. L'enveloppe cellulaire qui forme la membrane protectrice du lipome, envoie, à l'intérieur, des prolongements qui établissent des cloisons disposées irrégulièrement en tous sens et partageant la tumeur en un grand nombre de compartiments.

Les lipomes ne sont pas souvent uniques; il n'est pas rare d'en voir plusieurs sur le même individu. Nous en avons compté 859 sur le corps d'un de nos malades : c'était bien là la *diathèse lipomateuse*, car il y en avait des pieds à la tête. Ils peuvent acquérir des dimensions énormes. On voit, au musée anatomo-pathologique de la Faculté de Médecine de Paris, le moulage d'un lipome de la cuisse que M. Gerdy a enlevé, et qui était deux fois plus gros que la tête d'un adulte.

Nous pouvons encore citer le cas de cette jeune Bretonne de 18 ans qui fut opérée par le docteur Dagorn. La pauvre fille possédait huit tumeurs volumineuses ; en sept années, ces tumeurs acquirent un volume tel que la plus grosse pesait 23 kilogrammes. Le docteur Dagorn, au moment de l'opération, fut obligé, pour faire mouvoir avec plus de facilité cet énorme lipome, de le suspendre au moyen d'une corde passant par une poulie fixée au plafond. Lorsque cette tumeur fut enlevée, les autres lipomes augmentèrent rapidement. Il résulte de cette dernière observation que les différents lipomes paraissent avoir entre eux certains rapports; il est donc de première nécessité de ne pas y laisser mettre le couteau qui en oublierait plus de la moitié dans les tissus.

L'accroissement du lipome est lent et progressif ; et, comme pendant longtemps, il n'occasionne aucune douleur et ne compromet en rien la santé, on ne s'aperçoit guère de sa présence que lorsqu'il est assez gros pour produire de la gêne.

On en a vu, cependant, des cas à marche rapide ; d'autres fois, la tumeur reste stationnaire, puis reprend sa marche, sans qu'on puisse expliquer cet arrêt, ni cette reprise ; c'est très bizarre.

Les lipomes sont-ils bien une tumeur bénigne dans toute l'acception du terme ? Nous n'hésitons pas à répondre : Non. Certainement, ils ne sont pas douloureux ; ils ne provoquent aucune altération de la santé générale, ils n'épuisent pas celui qui en est porteur ; mais, à un moment voulu, ils peuvent dégénérer en tumeur de mauvaise nature. Nous avons été à même de traiter cinq personnes atteintes, les unes d'épithélioma, d'autres de sarcomes, qui provenaient de lipomes ulcérés.

On ne doit donc pas hésiter un seul instant à se débarrasser de ces grosseurs ; il ne faut s'adresser qu'à un praticien, à un spécialiste, car le diagnostic de cette affection est assez difficile.

« A la vérité, une tumeur molle, mobile, non fluctuante, indolore, sans changement de couleur à la peau, peut avec raison être considérée comme un lipome ; mais, si ces signes ne sont pas bien tranchés, il peut y avoir erreur de diagnostic, et les *annales de la science fourmillent de méprises de ce genre* » Ainsi s'exprime Jamain dans son remarquable *Manuel de Pathologie et de Clinique chirurgicale.*

Il est donc vrai que les chirurgiens emportés par leur amour des opérations, et se figurant voir partout des cancers, ont dirigé contre ces pauvres tumeurs *bénignes* tout l'arsenal de leurs instruments ! *Horresco, referens !*

Il faut, réellement, avoir une grande habitude, pour ne pas confondre le lipome avec la variété de cancer dite encéphaloïde. Pourtant, ce dernier présente des bosselures et des cavités qu'on ne trouve pas chez le lipome. Enfin, tout cancer est douloureux et altère considérablement la santé du malade.

Beaucoup d'auteurs conseillent de plonger le trocart explorateur dans la tumeur, et d'en retirer quelques fragments qu'on examine ensuite au micro cope. Mais l'étude histologique des tumeurs est encore fort peu avancée, de sorte que ce procédé est peu sûr.

Les lipomes siègent surtout à la mamelle. Ils offrent les mêmes caractères que ceux que nous avons signalés pour la généralité de ces affections.

Toute personne qui remarque au sein une grosseur plus ou moins saillante, doit s'en inquiéter. Il n'y a pas de danger, le plus souvent, si la grosseur offre des bosselures molles, si elle produit à la main qui la presse la sensation de la fluctuation ; si, en même temps, la peau conserve sa couleur ordinaire, et surtout, s'il n'y a point de douleurs : on a affaire à un simple lipome.

Pourtant, on a vu des lipomes de la mamelle dégénérer en cancers. Bien que cette terminaison soit rare, il faut l'envisager et consulter un spécialiste.

Nous avons soigné un grand nombre de lipomes, et les avons tous guéris par nos pansements. Nous engageons donc les personnes qui en ont à venir nous consulter.

Les lipomes siègent aussi très souvent au cou, au front, à la tête, aux cuisses. En ces divers points, ils sont encore très faciles à guérir au moyen de notre méthode.

Un grand nombre d'auteurs ont écrit sur ces tumeurs et ont proposé mille moyens, tous bien différents les uns des autres, pour en débarrasser celui qui en est porteur. Les travaux de Bigot, de Pautier, de Heyfelder, à ce sujet, sont fort estimés, ainsi que ceux de Lebert et de Verneuil. Aussi, les procédés indiqués par ces praticiens ont-ils eu grande vogue. Plusieurs sont encore suivis aujourd'hui.

Les principaux sont :

1° **La cautérisation**. — Elle est douloureuse, agit avec lenteur, et ne peut s'appliquer qu'aux tumeurs d'un petit volume.

2° **L'extirpation**. — C'est le moyen qui a la préférence des praticiens dont tout le plaisir consiste à tailler, couper et retailler sans cesse.

3° **L'application de la pâte de Vienne ou de l'onguent du Frère Côme**. — Nous en avons parlé au chapitre précédent. On sait que ce sont là des *caustiques* d'une extrême violence qui guérissent quelquefois, il est vrai, les lipomes, mais qui, en revanche, provoquent d'atroces douleurs. Il entre, en effet, dans leur composition des agents chimiques puissants, des poisons mêmes. Aussi, ces deux caustiques agissent-ils en opérant une désorganisation complète des tissus.

A tous ces moyens barbares, nous opposons notre méthode qui agit avec plus de rapidité que les caustiques, et sans provoquer de souffrances. La tumeur, sous l'influence de nos pansements, est profondément attaquée : tout son tissu subit l'action des médicaments qui ont pour effet d'empêcher sa nutrition ; aussi ne peut-elle plus vivre ; elle meurt par atrophie, perd toute adhérence avec le corps et disparaît avec la plus grande facilité.

Exemple de guérison.

Lipome du cou. — M. T. S., 62 ans, demeurant à Toulouse, possédait depuis sept ou huit ans, à la région postérieure du cou, un lipome qui, petit à petit, avait fini par acquérir la grosseur d'un œuf. Il n'en souffrait pas trop ; mais en était gêné beaucoup. Etant donnée la position de la tumeur, il ne pouvait plus endurer le col de sa chemise.

M. T. S. avait vu mourir sa femme d'un cancer et il croyait être atteint de la même maladie. Après l'avoir examiné, nous lui avons déclaré qu'on avait affaire à un simple lipome.

L'application du traitement ne causa aucune douleur à notre malade qui, pendant toute la durée des pansements, put vaquer à ses affaires avec la plus grande aisance. Au bout de six semaines, le mal avait disparu, et le malade était heureux de pouvoir remettre des faux-cols montants.

FIBROMES OU CORPS FIBREUX

FIBROMES DES SEINS, DE LA MATRICE

Les fibromes sont formés d'un tissu identique au tissu conjonctif adulte ; leur texture est plus ou moins serrée.

3

Ils ne sont pas rares à la surface de la peau, et dans le tissu cellulaire sous-cutané. D'autres fois ils existent dans la profondeur des organes : la base du crâne, le corps thyroïde (Fig. 3), et surtout à la matrice. Nous avons vu plus haut, que le fibrome de la matrice n'est autre chose qu'un polype fibreux. Enfin, ces tumeurs éclosent très souvent dans les mamelles.

Le fibrome débute par une petite grosseur arrondie, munie quelquefois d'un prolongement, ou *pédicule*.

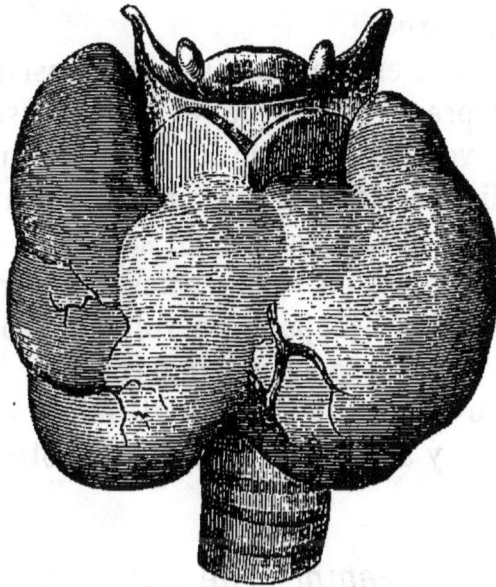

Fig. 3 — Goître ou Tumeur de la pomme d'Adam.

Cette excroissance augmente avec lenteur, et peut atteindre les dimensions de la tête d'un adulte.

Sa consistance est variable, bien que généralement très dure. Cependant, il s'y creuse parfois des lacunes, de véritables kystes, enfermant un pus de mauvaise nature, ou bien une matière de la consistance de la colle.

Sa forme est tantôt globuleuse, arrondie, tantôt aplatie ou conique ; sa surface est assez lisse

La plupart du temps indolores, les tumeurs fibreuses, en comprimant les nerfs des régions où elles se développent, peuvent produire des douleurs très vives. Elles sont susceptibles de s'ulcérer et de provoquer des hémorrhagies abondantes qui ne tardent pas à amener la mort.

Les plus dangereuses sont celles de la matrice. Elles amènent le trouble dans les règles, produisent des pertes blanches fréquentes, une sensation de pesanteur dans le bas-ventre, des envies fréquentes d'uriner, une constipation opiniâtre.

Leur marche est lente, mais progressive. Aussi, lorsqu'on n'y prend pas garde, et qu'elles sont intra-utérines, les voit-on envahir le vagin, la vulve, et même faire saillie au dehors de l'orifice vulvaire. Elles empêchent alors le rapprochement sexuel.

On a vu des cas où les fibromes, tout en restant dans la matrice, mais occupant un volume énorme, ont provoqué des fausses couches dangereuses.

De toute façon donc, il faut faire disparaître ces tumeurs. On y arrive par l'emploi de notre méthode.

Exemples de guérison.

1° **Fibrome du sein droit.** — Mme J. W., 48 ans, mère de cinq enfants, d'un tempérament nerveux, vint nous consulter, en juin 1886, au sujet d'une tumeur de la grosseur d'une pomme, qui lui était survenue graduellement à la partie inférieure du sein droit, un an environ auparavant.

Les douleurs étaient nulles ; pas de ganglions engorgés ; peau du sein mobile sur la tumeur. La malade vivement affectée par la présence de cette grosseur, et, pensant que c'était un véritable cancer, se croyait perdue.

Nous fûmes assez heureux pour la rassurer, d'abord en lui prouvant que ce n'était qu'un fibrome bénin, puis en lui faisant espérer une guérison radicale *sans opération*. Car, rien qu'à entendre parler du bistouri, cette dame, très nerveuse, se trouvait mal. Elle avait assisté, un an auparavant, à l'ablation d'un cancer du sein faite par un de nos plus célèbres chirurgiens à une de ses amies ; le souvenir de cette opération était resté gravé dans sa mémoire. De plus, le mal avait récidivé et, après une seconde opération, la patiente, qu'elle avait vu opérer, avait succombé dans d'atroces douleurs.

Nous nous flattions du vain espoir d'avoir convaincu Mme J. W , de la supériorité de notre méthode sur le bistouri ; aussi, nous attendions-nous de jour en jour à être appelé près d'elle pour lui appliquer le traitement. Mais cette dame, cédant aux défiances de quelques personnes de son entourage, ne voulut ni de l'opération sanglante, ni de notre méthode.

Qu'en résulta-t-il ? La tumeur continua sa marche progressive ; elle atteignit peu à peu le volume d'une tête d'enfant, et la gêne, déjà très marquée, due à la compression de gros troncs nerveux, devint tout à fait intolérable. Le fibrome était arrivé à la dernière période. La malade souffrait cependant plus au moral qu'au physique.

J'eus alors l'occasion de rencontrer son mari et il fut convenu que notre traitement serait appliqué sur-le-champ. Nous nous rendîmes auprès de la patiente : nous pûmes alors constater tous les ravages du mal. Malgré l'étendue de l'affection, pleins de confiance en notre méthode, nous appliquâmes un pansement avec le plus grand soin, en ne laissant à nu aucune partie de la tumeur. Peu à peu la désagrégation s'effectua : elle dura trente jours, au bout desquels la tumeur desséchée disparut complètement.

Aujourd'hui, Mme J. W. ne ressent aucune gêne ; il n'y a pas eu la moindre récidive, et nous avons l'entière conviction que le fibrome ne reviendra jamais.

Fibrome de la matrice. — Mme C. N., 53 ans, laitière, habitant la campagne, commença à ressentir, au mois de mai 1879, une pesanteur dans la région du bas-ventre. Tout d'abord elle n'y prit garde ; mais elle s'aperçut bientôt que son ventre augmentait de volume sans qu'elle puisse l'attribuer à une grossesse. Elle commençait à éprouver de la difficulté à uriner et à aller à la garde-robe.

Cette dame avait eu neuf enfants, mais la perte de six d'entre eux, enlevés en quelque temps et à peu de distance, lui avait causé de grands chagrins ; sa constitution s'était vivement ressentie de cet ébranlement du moral.

Au bout de dix-huit mois, les règles se montrèrent tous les quinze jours, des pertes blanches s'écoulèrent en grande quantité par les conduits naturels ; puis des hémorrhagies journalières l'épuisèrent rapidement.

Madame C. N. vint nous consulter en février 1886. Nous reconnûmes un fibrome de la matrice, remplissant presque toute la cavité du vagin. A la moindre pression, il sortait du sang par le vagin, ce qui nous fit d'abord craindre un cancer. Des hémorrhagies graves se produisaient fréquemment : il était temps d'aviser. D'ailleurs la patiente ne pouvait presque plus se traîner, tellement les pertes de sang étaient abondantes.

Le traitement fut appliqué à la tumeur, bien qu'avec difficulté. Nous sommes même obligé d'avouer que le premier pansement échoua complètement à cause d'une hémorrhagie considérable qui s'était déclarée quelques instants auparavant.

Le lendemain nous fûmes plus heureux et nous pûmes constater que le pansement se fixait parfaitement sur la tumeur. Celle-ci diminua peu à peu, et, en trois mois et demi, elle avait entièrement disparu.

Madame C. N. reprit rapidement confiance ; son appétit revint et les forces aussi. Maintenant elle marche à merveille et peut vaquer à ses nombreuses occupations comme autrefois.

Pour une description plus complète des tumeurs du ventre, de la matrice, et des polypes fibreux du nez, nous renvoyons nos lecteurs à la page 49.

TUMEURS FIBREUSES DES MAMELLES

On désignait autrefois l'hypertrophie des mamelles sous le nom d'*adénome* (Fig. 4).

Pour éviter toute confusion, on réserve aujourd'hui la dénomination d'hypertrophie des mamelles aux fibromes diffus ; l'adénome ne comprend plus que le développement partiel de la même glande.

L'hypertrophie des mamelles ne devient une affection grave qu'autant qu'elle s'attaque aux personnes âgées qu'elle épuise et conduit ainsi lentement à une mort inévitable, mais éloignée.

Quand même cette triste terminaison ne serait pas à redouter, on devrait faire disparaître cette infirmité qui

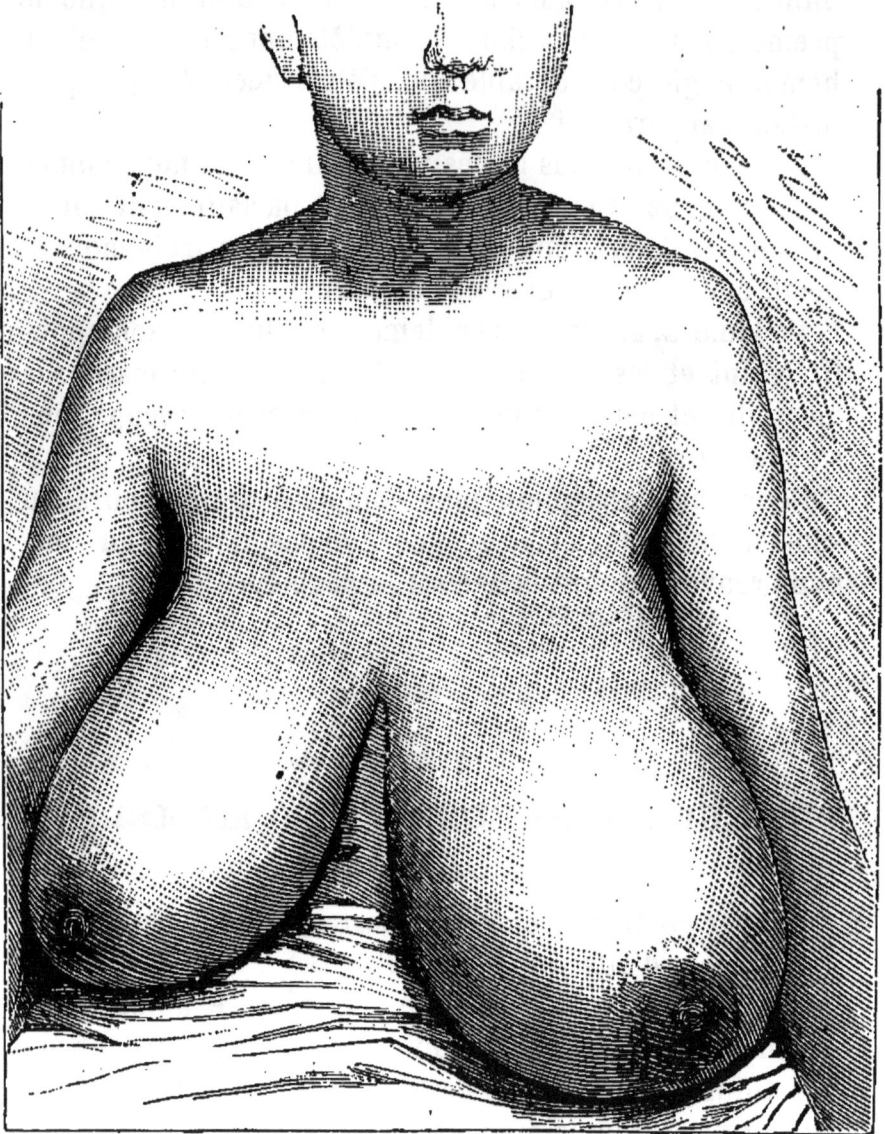

Fig. 4. — Adénome ou hypertrophie des mamelles.

est presque toujours si gênante. Dans la figure que nous représentons, la personne, une Sœur de charité, infirmière dans un hôpital, possédait deux mamelles énormes, à peu près de la même grosseur toutes deux : chaque mamelle avait près de un mètre de circonférence.

Inutile de dire que pour se débarrasser d'une telle difformité, il ne faut pas avoir recours à l'instrument tranchant : par notre méthode, nous amenons une réduction progressive jusqu'à ce que l'organe atteint soit revenu au volume normal.

TUMEURS FIBREUSES ou FIBRO-MYOMES DE LA MATRICE

Rien de plus fréquent que cette maladie chez la femme ; on peut dire que sur cent femmes qui ont dépassé 35 ans, 25 ont des tumeurs fibreuses à la matrice.

La tumeur naît toujours dans l'épaisseur des parois utérines ; c'est là qu'elle a ses racines. Cependant, comme elle prend 3 directions différentes, on la range en 3 classes :

1º Fibrome intra-utérin.

2º Fibrome interstitiel.

3º Fibrome sous-péritonéal.

Les fibromes intra-utérins ou sous-muqueux sont les plus graves. Ils amènent des hémorrhagies et des écoulements muqueux très abondants, jusqu'à un demi-litre par jour. Les hémorrhagies apparaissent d'abord à l'époque des règles qu'elles augmentent sensiblement ; puis en dehors de l'époque menstruelle au point de mettre parfois la vie en danger. Ces hémorrha-

gies peuvent être déterminées par une marche, une
fatigue, une émotion, le coït.

Les tumeurs fibreuses en grossissant peuvent aplatir
le rectum et la vessie et apporter ainsi des troubles aux
fonctions de ces organes. Il n'est pas rare de voir appa-
raître aussi des hémorrhoïdes par empêchement de la
circulation du sang dans les veines.

Quelques malades ont des douleurs d'expulsion, comme
si elles allaient accoucher.

Les fibromes interstitiels produisent les
mêmes accidents que les intra-utérins : hémorrhagies et

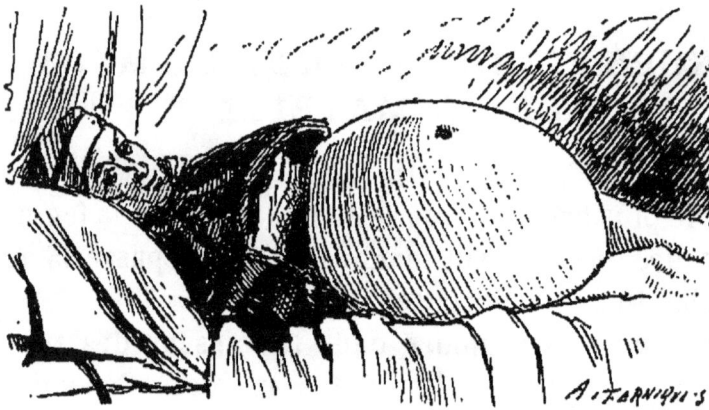

Fig. 5. Tumeur fibreuse du ventre pesant 18 kilog.

écoulements muqueux. Ils peuvent devenir énormes et
quitter le bassin avec la matrice qu'ils entraînent vers
les parties supérieures de l'abdomen.

Les fibromes sous-péritonéaux ne donnent
pas lieu, comme les autres, à des hémorrhagies et à des
écoulements muqueux, mais quelques-uns sont tellement volumineux qu'ils remplissent tout l'abdomen. J'en
ai vu qui pesaient 20, 30 et 40 kilos (Fig. 5).

L'utérus peut être occupé par une seule tumeur, ou
en présenter 2, 10 et même 30.

Il peut arriver que la tumeur se creuse d'une grande
cavité kystique remplie de liquide ; elle est alors le
siège d'une fluctuation comme celle que l'on constate
dans le kyste de l'ovaire avec lequel il ne faut pas la
confondre. On nomme alors ce fibrome *tumeur fibro-
kystique*.

Les grands chirurgiens opèrent les tumeurs fibreuses ;
ils pratiquent ce qu'ils appellent la *laparotomie* ou
l'*hystérectomie*. Ces opérations longues et cruelles
tuent les trois quarts des malheureuses femmes qui s'y
prêtent, ou les rendent infirmes pour le reste de leur vie.

M. le Dr Pajot, professeur à la Faculté de médecine
de Paris, homme judicieux et savant, d'un jugement
supérieur, s'exprime ainsi dans le *Traité des maladies
des femmes,* du Dr Gaillard Thomas, un Américain qui
n'aime pas ces opérations-là, paraît-il !

« M. Gaillard est d'autant plus méritant que le milieu
« dans lequel il vit ne passe pas pour ennemi des
« grandes excentricités. Les outranciers de l'incision
« abdominale auraient des chances d'être bien reçus
« aux Etats-Unis parce qu'on dit que, même en France,
« se rencontrent quelques très rares adeptes de cette
« chirurgie formidable. Leur secret est simple : qu'une
« femme vienne à survivre, elle chante les louanges de
« son opérateur pendant vingt ans. Les neuf autres,
« étant mortes, ne réclament jamais. Et puis, comme
« disait un sceptique, la mort de quelqu'un fait toujours
« plaisir à un autre.

« Il est vrai qu'au nombre des procédés, ajoute
« M. Pajot, se trouve l'incision exploratrice. Nous la
« recommandons aux méditations des gynécologistes, et
« s'ils l'adoptent pour leurs femmes, nous n'avons rien à
« dire, si ce n'est que l'application, en France, de ce

« procédé aux juments et aux génisses, ne tarderait pas
« à émouvoir la Société protectrice des animaux.

« Pauvres femmes, que fussent-elles devenues si ces
« chirurgiens n'eussent pas été habiles ?

« Qui sait ? S'ils n'eussent point été habiles, peut-
« être se seraient-ils abstenus.

« Malheureuses femmes, on ne vous eût autopsiées
« qu'après votre mort !

« Voilà le sort qui vous attendait avec des praticiens
« ordinaires.

« Et des médecins prétendent même qu'il existe dans
« certaines grandes villes du continent des rabatteurs
« de gros ventre ; ces Livingstone du fibrome et du
« kyste se chargent, moyennant remises, de diriger les
« victimes à la portée du bistouri de l'ouvreur principal.

« Pour l'honneur de notre médecine, nous ne croyons
« pas que de semblables vilenies se voient dans notre
« pays.

« Toujours est-il qu'aujourd'hui, on fend en Europe
« plus de ventres qu'à Yedo. Le moment paraît venu de
« mettre un frein à ce massacre d'abdomens féminins
« et de modérer un peu cette chirurgie trop japonaise.

« Aussi partout déjà la réaction se fait contre ce déver-
« gondage chirurgical.

« Les voix les plus honorables et les plus autorisées
« commencent à se faire entendre ; mes éminents col-
« lègues, MM. Gosselin, Richet, Verneuil, Trélat, Tillaux,
« à l'Académie, et bien d'autres encore, saisissent à
« l'heure présente, toutes les occasions de formuler
« leur avis sur cette chirurgie malsaine, ne reculant
« devant rien et qui finirait par déconsidérer l'art et la
« science.

« Ils ont toujours eu le respect de la vie des malades,

« n'ont jamais oublié qu'un grand nombre de femmes
« portent certaines tumeurs abdominales pendant dix,
« quinze, vingt et trente ans, que ces femmes vivent, et
« qu'il vaut mieux soulager leur état par des palliatifs
« inoffensifs, que de leur faire une opération qui les
« tuera en quarante-huit heures.

« Quant à l'ablation de l'utérus cancéreux par l'inci-
« sion abdominale, ou par le curage interne, c'est par
« un sentiment de respect confraternel que nous ne
« voulons pas qualifier de pareilles tentatives.

« Il se passe dans certains cerveaux un renverse-
« ment analogue à celui qu'on observe pour l'utérus.

« Les idées sont retournées, et les mots qui les expri-
« ment sortent dans un sens opposé à leur véritable
« signification. Innocuité, veut dire : grand danger,
« opération : boucherie. »

Nous avons dit plus haut que nous étions l'ennemi des
opérations chirurgicales pour les tumeurs fibreuses du
ventre. Nous répudions de toutes nos forces la *laparotomie* et l'*hystérectomie*.

Ces opérations difficiles, graves, presque toujours
incomplètes, donnent une mortalité effrayante : sur
573 opérations pratiquées pour fibro-myomes utérins, il
y eut 241 morts, soit une proportion de 46 pour 100
(Bigelow).

Notre méthode a pour but de faire diminuer peu à peu
les tumeurs.

Aussitôt appliquée elle constitue une ressource pré-
cieuse contre les hémorrhagies que rien n'avait pu
arrêter jusqu'alors.

Le sang ne se montre plus qu'aux époques. Les douleurs s'en vont bientôt.

Et tout ceci est obtenu par un traitement infiniment

doux que peuvent supporter les malades les plus délicates.

Peu à peu, les tumeurs fibreuses diminuent sous l'influence de notre traitement par un phénomène de fonte progressive.

Notre Institut médical dispose d'une installation de premier ordre, pour le traitement spécial des tumeurs. Rien n'a été négligé à cet égard, et au lieu des couteaux qui tuent, le traitement de ces maladies est devenu facile pour nous et très agréable pour les malades.

_____

ANGIOMES OU TUMEURS ÉRECTILES

TACHES DE VIN

On désigne sous ces dénominations diverses une production, ordinairement de petit volume et qui provient du développement anormal des capillaires, ou dernières ramifications des artères et des veines. Elles sont, les unes cutanées; les autres, sous-cutanées.

Les tumeurs érectiles sont congénitales, c'est-à-dire qu'on les apporte en venant au monde; d'autres fois, elles se font jour plusieurs années après la naissance, sans cause apparente.

On leur donne encore le nom de *nœvi materni, signes* ou *taches de naissance, lies de vin*, etc.

Fréquentes au visage, au cou, aux épaules, aux poignets, aux cuisses, elles sont d'un rouge vineux que tout le monde connaît bien. Avec l'âge, la tache peut grandir et donner naissance à une production plus ou moins volumineuse, que l'on désigne sous une appellation variable, suivant son apparence : fraise, groseille, cerise, framboise.

D'autres fois, la tumeur occupe une étendue assez forte ; c'est une simple tache d'un rouge foncé, plus apparente en été qu'en hiver, et affectant les formes les plus bizarres, jusqu'à simuler des animaux : souris, oiseaux, lézards, poissons, images. Ce serait, d'après la croyance populaire, les *êtres* qui auraient frappé l'imagination de la mère pendant la grossesse.

Les tumeurs érectiles ne sont pas douloureuses, et n'ont aucune issue funeste.

Toutefois, il n'est pas rare de voir certaines d'entre elles présenter des ulcérations qui donnent lieu à des hémorrhagies parfois inquiétantes. Mais il n'en est pas toujours ainsi, et les points ulcérés se couvrent de bourgeons charnus ; il en résulte une cicatrice qui occupe la place de la tache.

D'autres fois, elles sont envahies par la gangrène et ne reviennent plus. Enfin, on les a vu disparaître spontanément.

Leur guérison est difficile ; elle a été tentée de bien des manières, et beaucoup de savants se sont occupés de cette affection ; car, bien qu'elle ne soit pas douloureuse et qu'elle n'ait aucune issue funeste, elle constitue une difformité, engendre la laideur du visage, et tout le monde cherche à s'en débarrasser.

Dans ce but, les uns veulent empêcher le sang d'arriver à la tache ; les autres essaient d'oblitérer par inflammation les vaisseaux qui y aboutissent ; d'autres n'y vont pas par quatre chemins : le bistouri, ce divin instrument, n'est-il pas là, toujours prêt à obéir (docilement !) à la main expérimentée qui le dirige ! Et voilà comment, pour guérir une petite tache rouge insignifiante, on fait une véritable opération !

Enfin, beaucoup de personnes plus sages emploient, au hasard, quantité de drogues qui ne produisent aucun effet. Le traitement électrique réussit toutefois, mais son efficacité est très lente à se manifester.

Notre méthode au contraire fait disparaître toutes ces taches avec la plus grande promptitude. La tumeur érectile, quels que soient son volume et sa forme, fond, pour ainsi dire, et cela, sans laisser la moindre trace.

On doit bien se garder surtout de l'extirpation, qui provoque des hémorrhagies, laisse le champ libre à la récidive, et fait une plaie dont la marque se voit toute la vie, amenant ainsi un stigmate plus vilain que celui qu'on voulait détruire.

Dans certains cas, on peut confondre la tumeur érectile avec une tumeur cancéreuse très vasculaire. Cependant cette dernière est plus ferme, et ne se réduit pas complètement par la pression ; de plus, elle occasionne les douleurs lancinantes, caractéristiques du cancer, et en suit la marche précipitée.

On peut aussi les confondre avec les lipomes ; mais on les en distingue facilement en suivant la marche de la maladie, en observant l'augmentation de la tache par la compression et par toutes les causes qui peuvent accélérer la marche du sang.

Exemples de guérison.

1° M. H. B..., âgé de 29 ans, demeurant à Paris, possédait à la joue droite, à environ quatre centimètres au-dessous de l'œil, une excroissance rouge de la dimension d'une cerise. Cette grosseur ne le faisait nullement souffrir, mais comme elle le défigurait, il chercha à s'en débarrasser.

Dans ce but, il avait essayé un grand nombre de drogues qui lui firent plus de mal que de bien. Il eut alors l'idée de s'adresser à nous. Nos pansements furent appliqués sur la tumeur érectile pendant plusieurs jours. Elle disparut petit à petit, si bien que, deux mois après le traitement, on ne voyait plus la place où se trouvait autrefois la grosseur.

2° Mlle B. L..., âgée de 18 ans, institutrice à Lyon, possédait à la partie inférieure du cou, et un peu au-dessus du sein gauche, une tache de vin étendue d'environ dix centimètres, et représentant grossièrement l'image d'un poisson. Divers traitements avaient été essayés sans succès ; entre autre, celui qui consiste à faire passer sur la tache des courants électriques dans toutes les directions. L'électro-poncture n'avait donné que des résultats négatifs.

Le nitrate acide de mercure, appliqué ensuite, n'eut d'autre effet que de causer à la jeune fille des douleurs atroces.

Nous fîmes des applications sur toute la surface du mal, en suivant le dessin de la tache dans ses contours bizarres. A la grande satisfaction de tous, le vilain poisson rouge disparut sans laisser de traces.

3° Mlle A N..., charmante petite fille âgée de 12 ans, portait sur la lèvre supérieure, près du nez, une tumeur rouge, semblable à une petite fraise, et qui l'empêchait de se moucher. Aussi faisait-elle de grands efforts pour respirer. De plus, la tumeur érectile se déchirait quelquefois, ce qui amenait des hémorrhagies inquiétantes.

Par l'application de nos pansements, nous avons pu faire disparaître la fraise gênante en moins de deux mois.

———————

ADÉNOMES

TUMEUR ADÉNOÏDE DU SEIN

On désigne ainsi les productions accidentelles dont la structure est semblable à celle des glandes. Ce sont des tumeurs assez bénignes qui occupent surtout le sein.

Ces productions peuvent être analogues ou non aux glandes de l'économie. Dans le premier cas, elles se développent dans l'épaisseur d'une glande normale. Ce sont les adénomes proprement dits. Dans le second cas, elles apparaissent dans les régions privées de glandes ; ce sont les pseudo-adénomes, appelés encore tumeurs hétéradéniques ou hétéradénomes.

Les adénomes sont assez fréquents ; il est facile d'en expliquer la raison : on sait que les épithéliums glandulaires sont très développés ; si leur production s'exagère, il se développe rapidement des tumeurs, et ces tumeurs peuvent être confondues avec les cancers ; elles en diffèrent, toutefois, par leur mode de développement et par leur marche. De plus, la disposition anatomique de leurs alvéoles est toute spéciale : ces alvéoles ressemblent à des culs-de-sac glandulaires distendus par l'épithélium. Au début de la maladie, les éléments glandulaires n'ont encore subi aucune modification ; mais les culs-de-sac sont plus nombreux qu'à l'état normal ; ils proviennent des culs-de-sac primitifs par une sorte de bourgeonnement diverticulaire, ainsi que l'a constaté Verneuil.

Beaucoup d'auteurs ont considéré l'adénome comme un cancer ; d'autres, comme une tumeur bénigne. Pour Labbé, toutes les tumeurs bénignes du sein ont une origine glandulaire. Muller les a appelées des cysto-sarcomes ; Brodie, des tumeurs cystiques ; Lebert enfin, des adénomes.

Pour Velpeau, au contraire, ce sont des tumeurs fibrineuses, et il leur a donné le nom de tumeurs adénoïdes.

Laissons les savants discuter à leur aise sur l'origine, la constitution et la classification de ces affections. Pour nous, qui n'avons d'autre but à poursuivre que la guérison des malades, nous ne devons pas nous égarer au milieu d'un tel dédale.

Il faut distinguer les adénomes proprement dits ou uniglandulaires, et les adénomes multiglandulaires.

Adénomes uniglandulaires. — Ce sont des tumeurs sphériques, lobulées, assez serrées les unes contre les autres, roulant sous le doigt qui les presse, généralement indolentes. Elles sont pourtant quelquefois douloureuses pendant les règles, et peuvent, dans ce cas, donner naissance à des douleurs névralgiques. Leur volume est assez variable. Leur consistance, souvent molle, les fait prendre parfois pour des cancers encéphaloïdes ; d'autres fois, au contraire, elles sont dures : on les confond avec les cancers fibreux.

Elles peuvent rester longtemps stationnaires, à tel point que la personne qui en est affectée ne s'en aperçoit pas ; mais, brusquement, elles grossissent, s'isolent davantage de la glande à laquelle elles se rattachent parfois au moyen d'un pédicule plus ou moins fort ; enfin, elles peuvent, en quelques mois, acquérir un volume considérable.

Si en même temps elle siège au sein, le mamelon, qui jusqu'alors avait à peu près conservé sa forme ordinaire, disparaît, par suite de la distension trop grande de la peau avoisinante.

La santé générale n'est pas encore altérée ; mais surviennent des écoulements de sérosité par le mamelon qui effraient, à juste titre, la malade. Ces écoulements qui sont presque toujours sanguinolents, bien que parfois formés de sérosité pure, ont été considérés par Richard comme caractéristique de l'adénome.

Ils ne peuvent, dit Labbé, « faire connaître, avec certitude, qu'une chose, c'est que le processus morbide se passe dans le tissu glandulaire de la mamelle, qu'il a envahi les conduits excréteurs, et que ces derniers sont restés perméables jusque dans le mamelon. »

D'ailleurs, les tumeurs malignes : le squirrhe, le cancroïde, l'encéphaloïde et bien d'autres, présentent aussi ces écoulements, ainsi que nous l'avons maintes fois constaté. Dans tous les cas, ils épuisent considérablement la malade, et lui indiquent qu'il est temps d'agir et de se hâter.

Autrement, en effet, la situation s'aggrave : la tumeur s'ulcère, devient bosselée et se creuse de nombreuses cavités où séjourne un pus fétide. La suppuration abondante épuise les malades et peut, par cela même, amener une terminaison funeste. Aussi faut-il absolument faire disparaître l'adénome.

Bien des personnes, pensant avoir affaire à une tumeur bénigne, se contentent d'un traitement interne : purgatifs, iodure de potassium. Puis on essaie d'attaquer le mal lui-même : bains alcalins, douches sur le sein, compression, vésicatoires, emplâtres, etc., enfin, on arrive aux caustiques !

D'autres vont trouver le chirurgien ; si la tumeur est petite et si les écoulements sont faibles, il refuse d'agir. Mais si la tumeur est considérable, si elle détermine de la gêne, de la douleur, si les écoulements sont abondants, il hésite. Ne connaît-il pas l'opinion des grands maîtres sur la question ? Jamain conseille l'abstention ; Cruveilheir de même.

Mais, devant les instances du malade, le chirurgien est quelquefois obligé de céder : il fait l'opération. Hélas ! la récidive arrive bien vite et il faut recommencer.

En effet, la tumeur reparaît au même endroit ; toutefois, le plus souvent, c'est aux environs de l'ancienne qu'une autre apparaît. Il y a là ce que Broca appelait une diathèse locale : la cause qui donne naissance à un adénome peut en produire un autre, tout à côté, après que le premier a été enlevé. Cette récidive, dit toujours Broca, est une véritable *répullulation*. Et comme le chirurgien n'enlève souvent qu'une partie de la tumeur, la récidive se fait par *continuation* (Broca).

Ces dangers sont conjurés par l'emploi de notre méthode. Disons, tout d'abord, que nous devons, avec le plus grand soin, savoir si nous avons affaire à un adénome véritable ou à un cancer ; car le traitement, on le conçoit, est tout différent. Si les ganglions correspondants ne sont pas engorgés, nous pouvons présumer que la tumeur est un adénome.

Le traitement varie aussi avec la région malade : les tumeurs uniglandulaires, en effet, se développent surtout au sein ; mais on en trouve également aux glandes salivaires (principalement les parotides), aux glandes lacrymales, à la prostate, etc.

Nos pansements agissent sur l'adénome comme sur les cancers, mais avec beaucoup plus de rapidité ; ils atteignent la tumeur elle-même ainsi que ses prolongements qui s'étendent jusqu'à dix ou douze centimètres au-delà des limites de la glande (dans le cas où le sein est atteint), et pénètrent largement dans le tissu conjonctif.

Ces prolongements, véritables racines, semblables aux bras de l'hydre de Lerne, sont doués d'une grande vitalité. Le chirurgien, nous l'avons déjà dit et ne craignons point de le répéter, ne peut les atteindre quoiqu'il coupe au maximum ; aussi bien que la tumeur soit enlevée, les racines continuent à croître et reproduisent bientôt le mal.

Par nos pansements, nous les faisons dissoudre jusque dans leurs extrémités les plus fines et les plus éloignées : le malade est définitivement guéri.

Adénomes multiglandulaires. — On les appelle aussi polyadénomes. Ils consistent en une hypertrophie irrégulière de glandules voisines, mais différentes au double point de vue anatomique et physiologique.

Bien que la tumeur semble circonscrite, elle n'est jamais isolée par une membrane celluleuse, comme cela a lieu dans l'adénome uniglandulaire : il y a une transition insensible des glandes malades aux glandes saines.

On voit donc que la contagion est facile, et, par suite, n'en est que plus à redouter. Il en résulte que ces adénomes sont plus dangereux que les premiers.

En outre, les éléments épithéliaux se produisent d'une manière tout à fait exagérée ; il en résulte une dilatation considérable des tubes glandulaires et des culs-de-sac qui se remplissent d'épithélium.

Mais les parois des glandes ne sont bientôt plus assez fortes pour résister à une pareille pression qui ne fait que s'accroître : elles se rompent et donnent passage à des traînées d'épithélium qui s'infiltrent dans le tissu conjonctif avoisinant : de là, survient la transformation en épithélioma, ou cancroïde, terrible affection qui, comme nous le verrons plus loin, peut être considérée comme un véritable cancer.

Ajoutons, pour terminer ce sombre exposé, que la récidive après opération chirurgicale est encore plus à craindre que dans l'adénome proprement dit.

Il n'en est plus de même avec notre méthode : Nous suivons, pour le traitement des adénomes multiglandulaires, une marche tout à fait analogue à celle dont nous avons donné un court aperçu page 47.

Avant de terminer cet article, nous pensons devoir prévenir les personnes qui ont des boutons charnus sur le visage qu'elles ne sauraient être trop prudentes à cette occasion : elles ne doivent pas les gratter, les faire saigner. Ces boutons, que l'on appelle *tétines de rat*, sont de petits adénomes, peu dangereux, il est vrai, la plupart du temps ; mais ils peuvent quelquefois se transformer en épithéliomas. Nous avons été appelés, assez souvent, à guérir des cancroïdes du front, du nez, des joues, qui ont eu, pour origine première, des boutons que des causes plus ou moins connues ont transformés en tumeurs très dangereuses.

Exemple de guérison d'Adénome du sein.

Madame M. P., âgée de 43 ans, est affectée d'une tumeur adénoïde au sein droit ; cette tumeur laisse écouler un liquide sanguinolent, mélangé de pus et d'une odeur fétide. La malade est pâle, amaigrie, ne veut plus manger ; elle se considère comme perdue et veut s'empoisonner. Elle ne souffre pourtant pas beaucoup ; mais son moral est très affecté. Elle ne veut pas qu'un chirurgien l'opère, parce qu'elle craint la récidive et ne veut pas se laisser endormir

Nous lui expliquons nos pansements dont elle ne voulait pas d'abord entendre parler, mais, dès les premiers jours, elle constata « *qu'elle se sentait revivre* », suivant sa propre expression. La guérison fut très rapide : au bout de sept semaines, Madame P. était débarrassée de sa tumeur.

MYXOMES OU POLYPES

POLYPES DU NEZ, DU PHARYNX, DE L'OREILLE, DE LA MATRICE, DU RECTUM

On désigne ainsi des tumeurs végétantes et charnues qui, d'après leur structure, sont de deux ordres bien différents : les *polypes muqueux* et les *polypes fibreux*.

Ces deux genres de polypes peuvent siéger à la nuque, au dos, à la partie supérieure des cuisses, et dans la plupart des organes creux : le nez, l'oreille, la matrice, le rectum, la vessie, le larynx, etc.

POLYPES DU NEZ

Les polypes muqueux, mous, formés par la gélatine de Warton, vésiculaires, sont généralement bénins ; ils siègent de préférence dans la partie anté- rieure des fosses nasales. Ils naissent sous la muqueuse qu'ils soulèvent, et finissent par former une excroissance de nuance gris-perle. Ils s'écrasent entre les doigts et laissent échapper, quand on les coupe, un liquide séreux abondant.

Les polypes muqueux sont attachés sur la membrane nasale (*la pituitaire*), tantôt par une surface large, tantôt par un prolongement ou pédicule, plus ou moins allongé : on dirait d'un grain de raisin. Il y en a quelque- fois plusieurs ensemble, de sorte que l'on croirait voir une grappe véritable.

Un fait particulier à noter, c'est que ces tumeurs s'accroissent lorsque l'air est humide, le temps brumeux ; autrement dit, elles sont *hygrométriques*, de sorte qu'elles forment un véritable baromètre qui permet au malade d'annoncer la pluie lorsque son nez se bouche. Tendant toujours à augmenter de volume, les polypes finissent par déformer les parois ou les cloisons du nez.

Quelquefois même ils s'étendent jusque dans le pharynx.

Les polypes muqueux se développent principalement chez les adultes, parfois aussi chez les enfants, et sous des influences très diverses : le froid, les rhumes de cerveau négligés, une contusion du nez.

Le malade commence par avoir de fréquentes envies de se moucher ; il respire péniblement et s'il essaie de faire passer l'air par le nez, il fait entendre un *bruit de drapeau* caractéristique. Il éprouve des picotements ; aussi, croit-il tout d'abord être atteint d'un coryza violent ; mais il est bientôt détrompé par la persistance de tous ces symptômes, et surtout par la présence d'une petite tumeur dont il constate parfois l'apparition au moyen du doigt.

Cette tumeur tend toujours à augmenter de volume ; elle peut remplir jusqu'aux trois quarts de la fosse nasale, et même faire saillie en avant et en arrière.

Les plus développés franchissent le voile du palais et pénètrent dans le pharynx. Ordinairement, ils n'ont pas d'action sur les os ; ce ne sont pas des *ulcères rongeants;* mais ils déplacent les cartilages du nez en grossissant.

En lui-même, le polype muqueux n'est point dangereux ; il occasionne une gêne plus ou moins grande et une certaine difformité, le malade dort la bouche ouverte et en ronflant ; mais cette gêne peut aller jusqu'à l'asphyxie. Il faut donc se débarrasser de cette production.

On a conseillé différents procédés :

1º L'*exsiccation,* qui consiste à appliquer sur la tumeur une poudre astringente. Procédé douloureux, très lent et difficile à appliquer.

2º La *cautérisation* par le fer rouge, ou par les caustiques. Ce procédé a été modifié dans ces derniers temps par l'emploi de l'électricité . De tous les traitements chirurgicaux. c'est à ce dernier que nous donnerions la préférence, si nous n'en avions pas un meilleur.

3⁰ L'*excision*, méthode barbare, qui n'aboutit à aucun résultat.

4⁰ L'*arrachement* avec des pinces en acier, que l'on emploie dans les hôpitaux ; procédé encore plus violent, très dangereux surtout si le polype est fixé par un pédicule épais et résistant ; car le chirurgien arrache souvent les cloisons du nez en même temps que le polype.

Que l'on choisisse une de ces quatre opérations, on est sûr de souffrir beaucoup et de voir reparaître le polype dans un espace variant de 2 à 4 mois. La récidive est certaine et complète.

En regard de ces procédés, nous offrons notre méthode qui débarrasse le malade de tout polype muqueux, aussi développé qu'il soit ; et cela rapidement, et sans la moindre opération. Le lecteur trouvera, plus loin, des exemples de guérison, dans des cas où les moyens ordinaires, aussi bien que les grandes opérations, avaient échoué.

POLYPES FIBREUX

NASAUX ET NASO-PHARYNGIENS

Ils sont durs, résistants, blancs à l'intérieur, pédiculés comme les polypes muqueux, mais ordinairement solitaires.

La tumeur une fois implantée dans le nez, grossit très vite, beaucoup plus rapidement que la tumeur mu-

queuse. Elle envahit tout, pénètre partout, déforme le
visage, déplace la cloison du nez, perfore les os, s'insi-
nue même dans le crâne, s'ulcère et détruit toute la face

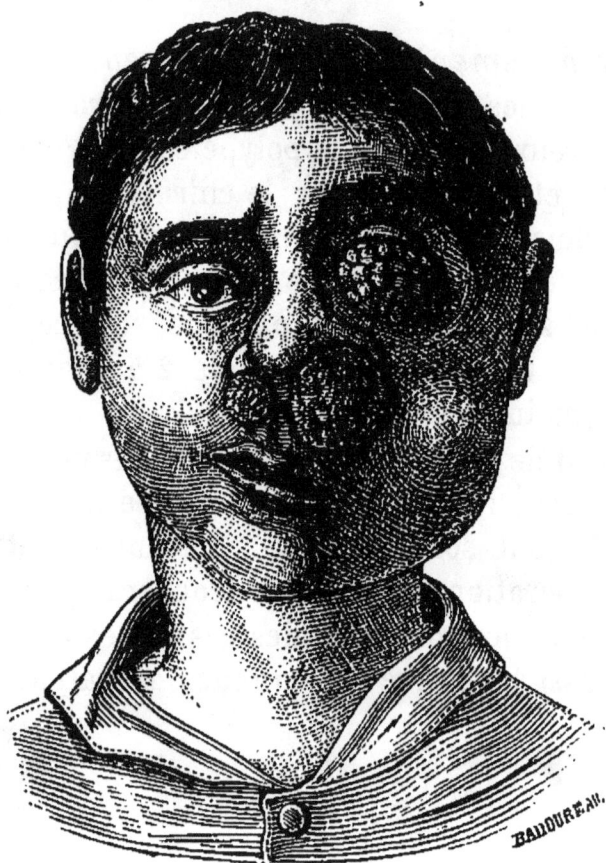

Fig. 6. — *Polype fibreux naso-pharyngien.* — Le polype, après avoir envahi toute la cavité des fosses nasales, s'est prolongé en divers sens.

1° Il a pénétré dans l'orbite du côté gauche, a refoulé l'œil, l'a détruit ; et
écartant les paupières, il apparaît à l'extérieure sous forme d'un chou
fleur.

2° Il s'est engagé dans le sinus maxiliaire dont la dilatation gonfle la
joue, il dévie même la mâchoire inférieure.

3° Issue du polype à travers les narines qu'il a déformé.

(Fig. 6). C'est un mal hideux qui enlève au malheureux
qui en est atteint l'usage de ses sens : odorat, ouïe, vue,
tout est perdu ; enfin, la mort arrive par suffocation.

Les polypes fibreux sont, moins souvent que les autres, bornés aux cavités nasa'es. Ils tapissent la partie la plus haute et la plus profonde du nez, et la partie supérieure du pharynx ; d'autres, le sinus frontal ; d'autres enfin, les sinus maxillaires.

Il y a donc lieu de considérer les polypes : *nasaux ; naso-pharyngiens ; naso-frontaux ; maxillaires.*

Polypes nasaux. — Ils sont souvent confondus avec les polypes muqueux ; toutefois, ils ne sont pas hygrométriques comme ces derniers ; de plus, au toucher, on sent une tumeur dure, résistante, et non pas une masse molle, fluctuante.

Ils déforment considérablement les os, et envoient des prolongements de tous côtés ; aussi leur enlèvement est-il difficile, impossible même, par les procédés ordinaires : *excision* et *arrachement.*

On a proposé aussi la *ligature* du pédicule ; mais il faut, pour le bien, que ce pédicule soit peu large. On ne peut donc employer la ligature que dans certains cas. De plus, ce procédé, s'il évite les hémorrhagies (très fréquentes par les deux autres méthodes), possède un inconvénient très grave : il laisse dans le nez un bout de racine assez volumineux et très douloureux. Enfin, il se produit toujours, après la ligature, une suppuration fétide qui peut tomber dans l'arrière-bouche, être avalée et amener l'infection purulente.

Toutes ces opérations doivent en outre, ce qui les complique beaucoup, être précédées d'une autre qui a pour but de donner de l'espace aux instruments, afin qu'ils puissent pénétrer jusqu'au mal. Il faut, en effet, bien souvent, procéder à *l'incision de la narine* sur la face dorsale et sur l'aile du nez. Comme on le voit, quand on se livre aux chirurgiens, il faut se résoudre à se laisser tailler et charcuter de ci, de là, sans mot dire, sans se plaindre, malgré les terribles douleurs qu'on éprouve. Et si encore, après être défiguré, on était guéri, si encore on était à jamais débarrassé de la tumeur ! mais non ; le mal récidive toujours après l'opération chirurgicale.

Polypes naso-pharyngiens. — Ces polypes ont longtemps intrigué les anatomis'es : on ne pouvait trouver leur point d'insertion, c'est-à dire l'endroit où leur pédicule s'attache. Après avoir tâtonné, pataugé, discuté, écrit mémoires sur mémoires, on y est arrivé : le point d'insertion des polypes naso-pharyngiens est très limité ; il se trouve à la base du crâne, à la partie antérieure de la face inférieure de l'apophyse basilaire, et à la partie du corps du sphénoïde qui s'articule avec elle, plus rarement dans les parties supérieures des fosses ptérygoïdiennes et des ailes internes des apophyses ptérygoïdes (Jamain).

Nous demandons pardon au lecteur de ces quelques lignes où sont énumérés tant de termes médico-scientifiques ; nous avons tenu, toutefois, à mettre sous ses yeux cette kyrielle d'expressions pour lui donner une idée du vocabulaire médical.

Peu importe, d'ailleurs, au malade, le point d'implantation de sa tumeur ; il est affligé de cette grosseur qui envahit tout, envoie mille prolongements, le fait souffrir, amène une asphyxie lente, de continuelles pertes de sang, et enfin la mort.

Ces polypes sont donc très dangereux. Ils apparaissent de quinze à trente ans, et plutôt chez l'homme que chez la femme. Ils débutent par des saignements de nez, de l'enchifrènement, une gêne de la respiration, des maux de tête. Bientôt s'écoule du nez une sorte de pus peu

4.

épais, fétide ; en même temps la tumeur se fait reconnaître dans les narines, et en arrière du voile du palais. Les prolongements qu'elle envoie de tous côtés, repoussent et déforment les cartilages et les os, sortent par les narines, les yeux, les oreilles, etc.

Dans la figure que nous représentons ici (Fig. 6) nous donnons l'aspect que présentait, il y a une vingtaine d'années, un malheureux jeune homme de 25 ans qui était entré à l'hôpital Saint-Sauveur où nous étions interne. Le polype, après avoir envahi toute la cavité des fosses nasales, s'était prolongé en divers sens. Puis, il avait pénétré dans l'orbite du côté gauche, avait refoulé l'œil et l'avait détruit. Ecartant ensuite les paupières, il apparaissait à l'extérieur sous la forme d'un petit chou-fleur. Ce n'est pas tout : d'autres prolongements s'étaient dirigés vers le sinus maxillaire qu'ils avaient envahi ; la dilatation ainsi produite gonflait la joue, et déviait considérablement la mâchoire inférieure. C'était surtout le côté gauche, qui était envahi ; mais le côté droit n'était pas épargné. Enfin, le polype sortait par la narine gauche, sous la forme d'une énorme tumeur ; une autre, plus petite, sortait par la narine droite.

Tout ce qu'on put faire, ce fut de dégager les narines afin d'empêcher l'asphyxie. On retarda ainsi de quelques mois la mort du malheureux.

Ce dénouement fatal arrive en effet, toujours, soit par l'obstacle apporté par le polype à la respiration et à la déglutition, soit en donnant lieu à des troubles cérébraux, soit enfin par l'épuisement qui provient des pertes de sang et de la difficulté dans l'alimentation.

Les procédés chirurgicaux sont impuissants ; et d'ailleurs, l'opération pourrait-elle se faire, que la récidive apparaîtrait rapidement. Il en est de même pour les polypes du larynx (Fig. 7).

Les polypes *naso-frontaux* et les *polypes maxillaires* sont tout aussi dangereux. Les chirurgiens essayent, mais en vain, de les combattre par ces opérations insolites qui, on le comprend, sont subordonnées aux désordres que produisent les polypes en se développant (Hoffmann, Bouyer).

Notre méthode, au contraire, fait disparaître tous les polypes fibreux, nasaux, naso-pharyngiens, naso-frontaux, maxillaires, avec la même facilité que les polypes

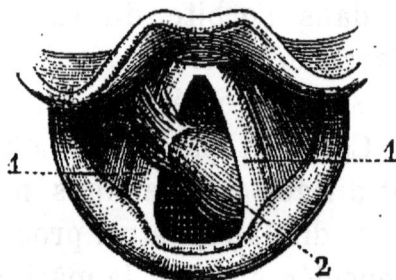

FIG. 7. — Polype du larynx.
1, 1, cordes vocales. — 2, polype.

muqueux. Nos pansements, appliqués sur les parties visibles de la tumeur, la pénètrent de toutes parts, font sentir leurs effets jusque dans les prolongements les plus reculés. Sous leur influence, ces prolongements perdent leurs adhérences, se désagrègent et se dessèchent avec le polype. La récidive, dans ce cas, n'est pas à craindre, puisque tout les germes du mal ont disparu.

Exemples de guérison des Polypes du nez.

1° **Polypes muqueux.** — M. H. de C.., de Marseille, âgé de 42 ans, vint nous consulter, au mois de juin 1889, pour une production énorme qui sortait par la narine droite, et émettait des prolongements assez volumineux dans l'arrière-bouche, en lui causant une grande gêne dans la respiration et dans la déglutition, mais sans amener de souffrances. C'était un *myxome* ou *polype muqueux*. Il avait déjà été opéré une première fois par l'excision ; une deuxième fois, car la tumeur avait reparu, on lui avait fait subir la cautérisation. Ces deux procédés avaient bien fait disparaître le mal pour quelque temps, mais il avait vite reparu, et cette fois, sa marche envahissante se dessinait de plus en plus ; les progrès étaient alarmants.

Dès que M. de C... eut été soumis à l'action de nos pansements, il vit ses grosseurs diminuer, puis tomber avec leurs prolongements. En cinq semaines, la guérison était complète.

2° **Polypes fibreux du nez.** — M. A. D..., de Bordeaux, âgé de 28 ans, d'une forte constitution et d'un tempérament sanguin, sentit se développer, il y a quatre ans, vers le milieu du nez, en dedans de l'aile gauche, une petite grosseur qui, en deux mois, atteignit le volume d'un pois. L'année dernière, cette tumeur continuant de s'accroître au point d'obstruer complètement le conduit gauche du nez, le gênait pour respirer. C'était un véritable polype doublé d'un *ozène intense*, faisant d'une manière continue des progrès lents, mais incessants. Il sortait de la narine malade des mucosités verdâtres d'une odeur infecte.

M. A. D .. ne recula devant aucun sacrifice pour obtenir sa guérison. Après avoir vainement consulté les médecins de sa localité, il se décida à se rendre à Paris, sur les instances d'une de ses amies que nous avions, quelques mois auparavant, guérie d'un cancer du sein.

La situation du polype rendait très difficile l'application de notre traitement, et les mucosités qui s'écoulaient de la plaie empêchaient la fixation de nos pansements. Nous fûmes cependant assez heureux pour les voir adhérer fortement aux parties malades, les suivre dans leurs moindres contours, et finalement dessécher la tumeur et faire disparaître l'ozène au bout de quinze jours.

C'était un résultat fort remarquable, prouvant la supériorité de nos pansements sur les onguents, pâtes, pommades, cautérisations et caustiques divers, etc., dont notre malade avait dû subir les applications successives chez les différents médecins auxquels il s'était adressé.

Je profiterai de cet exemple pour avertir nos lecteurs que nos pansements n'ont rien de commun avec la fameuse *pâte du Frère Côme*, qui a eu son moment de vogue, et que certains empiriques essaient de remettre à la mode aujourd'hui.

POLYPES DE L'OREILLE

Ce polype est assez fréquent ; il naît sur les muqueuses qui tapissent le conduit auditif et la caisse du tympan. Ses allures sont absolument les mêmes que celles des polypes des fosses nasales.

D'après Toynbec (*Traité des maladies de l'oreille*), on peut distinguer trois sortes de polypes du conduit auditif externe :

1° Polypes cellulaires framboisés, les plus répandus ; leur nom vient de ce qu'ils ont une coloration rouge, sont formés de grains nombreux, et attachés à un pédicule central. Ils saignent souvent.

2° Polypes fibro-gélatineux, généralement plus gros que les premiers ; ils sont revêtus d'une membrane blanche.

3° Polypes globuleux cellulaires, qui ont, comme les premiers, une coloration rouge, mais ne dépassent guère la grosseur d'un pois, et forment une masse unique, à surface lisse.

Ces trois sortes de polypes sont donc bien distinctes les unes des autres.

Tous ces polypes amènent une gêne de l'audition, et provoquent un écoulement muqueux, purulent, parfois abondant. Enfin, ils peuvent dégénérer en cancers.

Sans nous arrêter à décrire les procédés chirurgicaux, tous sujets à récidives, tels que : l'*excision*, la *ligature*, l'*arrachement*, la *cautérisation* (nitrate d'argent, pâte de Canquoin, potasse ou soude caustiques, chlorure de zinc, etc.), nous pouvons dire que nos pansements agissent sur les polypes de l'oreille avec la même certitude et la même célérité que sur ceux du nez.

Exemple de guérison d'un Polype de l'oreille.

Mlle O. F..., 18 ans, tempérament lymphatique, s'était amusée, il y a quelques années, à se fourrer dans l'oreille gauche, un petit noyau de cerise qu'elle enfonça dans le conduit auditif au moyen du petit doigt et d'une aiguille à tricoter.

Il en résulta une perforation de la membrane du

tympan, et une otite qui lui fit perdre complètement le sens de l'ouïe de ce côté. Elle ne se rappelle plus au juste à quelle époque elle s'est livrée à ce funeste passe-temps. Toujours est-il qu'il y a six mois, elle commença à ressentir, à l'intérieur de l'oreille, de forts picotements assez irréguliers et de courte durée d'abord, mais qui, peu à peu, se convertirent en élancements prolongés.

Des douleurs lancinantes arrachaient parfois des cris à la jeune patiente dont les parents se décidèrent à consulter le docteur ordinaire de la maison.

Ce dernier, tout en sachant que Mlle F... était atteinte d'une surdité de l'oreille gauche, ignorait l'histoire du noyau de cerise ; de sorte qu'après avoir longtemps recherché la cause de la perte de l'ouïe, il fut fort embarrassé pour expliquer, et encore plus pour guérir le mal dont souffrait sa jeune cliente.

Après avoir couru de chirurgien en chirurgien, les parents de Mlle O. F..., alarmés d'un pareil état, qui, loin de s'améliorer, empirait de jour en jour, prirent le parti de venir nous trouver.

J'examinai le conduit auditif au spéculum éclairé par un jet puissant de lumière électrique. Cet excellent mode d'investigation me permit, non-seulement de reconnaître que le tympan était entièrement perforé, mais aussi servit à constater la présence d'une assez grande quantité de matières recouvertes de mucosités d'un jaune-verdâtre. C'était le fameux grain que l'enfant s'était jadis introduit dans l'oreille !

L'éclairage électrique décéla, en outre, la présence d'un polype gros comme une aveline, qui suppurait abondamment ; c'étaient les deux véritables causes des douleurs dont souffrait alors cruellement la pauvre fille.

Après avoir nettoyé soigneusement le conduit auditif,

j'enlevai le noyau, j'introduisis ensuite mon pansement, et je parvins à l'appliquer sur la surface entière du polype.

La désagrégation lamellaire s'effectua avec la plus grande netteté, et, en un temps relativement court : huit jours seulement, la plaie se cicatrisa très bien ; de sorte qu'aujourd'hui il n'y a plus la moindre tumeur, et les douleurs ont complètement cessé.

POLYPES DE LA MATRICE

Il existe dans la matrice deux sortes de polypes, les uns durs : *polypes fibreux,* les autres mous : *polypes muqueux.*

Les polypes se développent à la face interne de cet organe. Ils augmentent petit à petit de volume, en s'insinuant dans la cavité du col, et finissent par devenir libres dans le vagin, qu'ils envahissent entièrement ; cela arrive souvent quand le polype a un long pédicule.

Lorsque le polype se forme sur la muqueuse de la matrice, il est mou et spongieux : c'est un *myxome.* D'autres fois, il se produit dans l'épaisseur même des tissus de cet organe ; il en transforme les éléments musculaires en fibres aussi dures que de l'os : c'est un *fibrome.* Nous renvoyons le lecteur à la page 34, pour la description des tumeurs de cette dernière nature.

Les *polypes muqueux* de la matrice, c'est-à-dire les polypes qui naissent de la muqueuse, occasionnent des coliques utérines fréquentes, des écoulements blancs très abondants, des élancements douloureux.

Au toucher, on reconnaît la présence d'une grosseur en forme de boule, munie d'un pédicule, et dont la surface est lisse; il n'y a pas souvent de bosselures. Enfin la consistance molle du myxome le distingue facilement du fibrome.

Ces polypes ont été classés parmi les tumeurs bénignes; pourtant, on en a vu qui dégénéraient en cancroïdes. Il y a donc nécessité de s'en débarrasser le plus vite possible.

Le traitement suivi par les chirurgiens consiste dans la ligature, comme pour la plupart des polypes; la torsion combinée à l'arrachement; la cautérisation. L'écraseur linéaire de Chassaignac a été pendant quelque temps en faveur.

Les personnes qui craignent l'opération n'ont qu'à s'adresser à nous. La méthode Alliot d'Étaves qui réussit pour tous les polypes, sans exception, s'applique avec facilité au traitement du myxome de l'utérus. Nous pouvons appliquer nos pansements sur le mal, en dirigeant dans la matrice, après dilatation du col, un rayon de lumière électrique, qui nous permet d'agir en toute sécurité avec certitude absolue. Nous avons guéri un certain nombre de ces tumeurs. Nous citerons, à l'appui, un exemple de guérison.

Exemple de guérison.

Mᵐᵉ E. R..., âgée de 48 ans, demeurant à Paris, souffrait de violentes coliques dont elle ne pouvait expliquer la cause, et qui étaient assez fréquentes. Elles devinrent même plus fortes, lors de la disparition des règles.

Cette dame prit différents liquides propres « à purifier le sang », sortes de drogues que débitent ces soi-disant guérisseurs qui vivent en association et dont le seul but est de gagner beaucoup d'argent aux dépens de la bourse et de la santé des badauds.

Elle éprouvait aussi d'abondantes pertes blanches, au point qu'elle était obligée de changer de chemise deux fois par jour. Enfin, elle éprouvait un certain malaise général, et une pesanteur dans le bas-ventre.

A la consultation que je lui donnai chez elle, je constatai, au toucher, l'existence d'un myxome. Je priai alors cette dame de venir à l'Institut médical, où je l'examinai au spéculum électrique. Là, le doute n'était plus possible : la tumeur était bien un polype muqueux. Mes pansements firent le plus rapide effet : en 45 jours, ils eurent désagrégé la tumeur qui se dessécha, disparut, et ne se remontra jamais.

POLYPES DU RECTUM

La tumeur formée par ces polypes est le plus souvent reliée à la muqueuse rectale par un pédicule.

C'est une affection rare chez les adultes : je ne les ai guère rencontrés que chez les enfants.

Ils occasionnent de la constipation et une chute de la muqueuse du rectum.

La dyssenterie peut être considérée comme une cause adjuvante des polypes ; aussi les rencontre-t-on le plus souvent dans les pays chauds.

Les polypes sont tantôt uniques et tantôt multiples et de forme arrondie ou aplatie.

Leur surface est régulière, lisse, d'une consistance très variable d'où on a tiré la division de : 1º *polypes mous,* ou *tumeurs adénoïdes, papillomes ;* 2º *polypes durs,* ou *tumeurs fibreus s,* que l'on peut assimiler aux *myomes.*

Quand le polype du rectum possède un pédicule, ce pédicule a une vascularisation extrême ; de là des hémorrhagies graves survenant pendant l'opération.

Allingham prétend que les polypes muqueux du rectum proviennent de l'hypertrophie des glandes de Lieberkuhn.

Parfois les polypes se transforment en matière crétacée.

Le malade ressent peu de douleur, mais il a de la constipation, une pesanteur dans le petit bassin, et une rectite glaireuse.

Quelquefois il survient des hémorrhagies rectales, et lorsqu'un enfant en présente, le doute n'est pas possible, il a un polype muqueux dans le rectum.

Au toucher, on sent une tumeur à 2 ou 3 centimètres de l'anus. Si la tumeur est au-delà de 3 centimètres, ce n'est pas un polype.

Les tumeurs flottent dans la cavité du rectum et sont reliées par un pédicule dont on perçoit facilement les battements artériels. On peut faire sortir le polype du rectum en plaçant au-dessus de lui une pelote en caoutchouc que l'on insuffle ensuite.

Les chirurgiens se servent du serre-nœud, de l'écraseur, ou bien ils harponnent avec les pinces de Museux et les excisent. Mauvais procédés que nous repoussons à cause des accidents qu'ils déterminent souvent.

Ces polypes sont très facilement détruits par nos pansements qui sont tout à fait inoffensifs.

SARCOMES

SARCOME DU SEIN — SARCOME DE LA CUISSE

Les auteurs ont été longtemps embarrassés au sujet de la place où ils devaient ranger cette affection ; aussi, pour couper court à toute difficulté, avaient-ils fini par la ranger dans les *tumeurs à issues variables*.

Le sarcome, surtout formé de matières embryonnaires et encapsulées, est une masse dure et élastique, ordinairement mobile sous la peau et indolore, renfermant à l'intérieur un suc qui n'est pas miscible à l'eau. Dans ce suc, le microscope fait voir des cellules géantes et des corps fibro-plastiques allongés en forme de fuseau, à extrémités effilées et souvent bifurquées ; de là, le nom de *tumeur fibro-plastique* donné par Lebert à cette production morbide.

Follin l'appelle simplement *Plasmome*.

Velpeau a étendu la dénomination de tumeurs fibro-plastiques à un grand nombre de productions morbides : les cancers colloïde, aréolaire, réticulaire, ostéoïde, hyalin, gélatiniforme, etc.

C'est aller trop loin : il y a bien dans ces cancers une trame fibreuse, mais cette trame même n'est pas précisément du tissu fibro-plastique (Bougard).

Quel que soit le nom sous lequel ou les désigne, les

tumeurs fibro-plastiques, ou sarcomes, ou plasmomes ont, au début, une allure bénigne ; aussi, pendant long-temps les a-t-on considérées comme localisées et ne récidivant pas. Mais il a bien fallu se rendre à l'évi-dence ; certains sarcomes s'enflamment, s'ulcèrent et amènent la mort par infection.

Les sarcomes sont, en général, plus volumineux que les fibromes dont ils dérivent souvent par une série de transformations anatomiques (Labbé).

Il en existe plusieurs variétés :

1° Le *sarcome proprement dit,* qui est dur, com-prend un grand nombre de corps fibro-plastiques et donne, par le grattage et la pression, peu de suc.

2° Le *sarcome encéphaloïde,* qui est mou, donne beaucoup de suc, et présente des excavations dans les-quelles on trouve des épanchements sanguins. Cette espèce de tumeur se généralise et récidive sur place avec la plus grande facilité ; elle est essentiellement maligne. Toutefois, elle diffère du cancer véritable par la composition anatomique du suc qu'elle renferme.

3° Le *sarcome ossifiant,* dont les éléments présentent la structure des os.

Ces tumeurs siègent dans le tissu conjonctif, principa-lement au sein et à la cuisse. Dans ce dernier cas, elles se développent surtout dans l'épaisseur de l'aponévrose appelée par les anatomistes *fascia lata.*

Le sarcome du sein débute par une petite masse dure, résistante, peu douloureuse, si ce n'est au moment des règles. Il a beaucoup d'analogie avec l'adénome (v. p. 43) ; mais bientôt, après une période de temps plus ou moins longue, qui peut atteindre une dizaine d'années, et pen-dant laquelle le mal n'a fait que des progrès insensibles, on le voit prendre tout à coup un développement considérable. On a remarqué que cet accroissement subit coïncidait avec la cessation des règles ; pourtant, on ne peut rien affirmer de certain à ce sujet.

Une douleur modérée accompagne le développement de ces tumeurs.

Le sarcome qui, jusque-là, était mobile, grossit énormément, distend la peau et parfois la détruit en y produisant la gangrène.

En pressant sur la tumeur on fait sourdre dans ce cas un liquide séreux qui vient du fond de quelques lacunes. Si l'on n'agit pas en toute hâte par un double traitement, intérieur et extérieur, la malade est perdue.

Ce double traitement, nous l'ordonnons dans notre méthode. Au moyen d'un dépuratif énergique nous combattons le ferment de mauvaise nature, nous le tuons, pour ainsi dire, nous l'anéantissons. Nous faisons agir simultanément nos pansements qui, appliqués sur la tumeur, la guérissent rapidement. Enfin, nous administrons des reconstituants qui, choisis avec le plus grand soin, accélèrent la guérison en rappelant les forces.

Exemples de guérison.

1º **Sarcome du sein.** — Madame A. C., 41 ans, Paris, fut atteinte d'une tumeur fibro-plastique, avec ulcération fistuleuse, survenue à la suite d'un coup qu'elle reçut sur le sein pendant qu'elle nourrissait son quatrième enfant. Ses douleurs, nulles au début, devinrent plus tard assez violentes pour provoquer des syncopes et des crises nerveuses qui revenaient à des intervalles de plus en plus rapprochés.

La patiente alla trouver un empirique affublé d'un faux
nom qui, après l'avoir traitée sans succès par l'électrolyse, lui enfonça dans la mamelle plusieurs flèches faites
avec une composition chimique. Un phlegmon se déclara
dans le sein, et il s'y forma une quantité considérable
de pus mélangé de parties solides en forme de grumeaux
ayant la consistance de la paraffine. La fièvre s'alluma ;
en même temps les douleurs devinrent continues : la vie
de la malade était en danger.

Madame A. C. vint enfin nous consulter en se remet-
tant entièrement à nous du soin de sa guérison.

Le premier effet des pansements fut une diminution
remarquable de la tumeur, qui bientôt disparut par suite
de la désagrégation lamellaire du néoplasme, en laissant
à nu une plaie grisâtre. Cette plaie fut lavée avec une
eau spéciale qui lui fit prendre le meilleur aspect. La
cicatrisation était complète quarante-huit jours après
l'application de notre traitement.

Trois ans se sont écoulés depuis que Mme A. C. est
entièrement guérie ; et aujourd'hui encore, elle se porte
à ravir.

Il y a pas eu la moindre récidive. Cependant, quelques
chirurgiens soutiennent que les tumeurs de cette nature
renaissent fatalement sur place. Nous pensons que le
sarcome peut parfois reparaître. Après l'opération sanglante, soit ; mais nos opérations nous permettent
d'affirmer que si l'on veut bien se soumettre à notre
méthode, il ne repousse jamais ; il est donc réellement
détruit, et pour toujours.

2° **Sarcome de la cuisse.** — M. F. T., ancien
commandant du génie, officier de la Légion d'honneur,
avait reçu à la cuisse, au siège de Metz, un éclat d'obus.
La plaie, tant bien que mal soignée dans les ambulances,

avait fini par se cicatriser. Elle ne lui causait plus aucune douleur, excepté en hiver. En mars 1879, le Commandant constata la présence d'une petite tumeur sur la cicatrice. C'était un sarcome qui se développa graduellement, malgré les applications de cataplasmes de toute sorte, et finit par acquérir la grosseur d'un œuf de pigeon, puis d'un œuf de poule. M. F. T. était condamné à garder la chambre.

Notre traitement eut vite raison de cette tumeur : il en fit sortir un liquide noir, épais, contenant une grande quantité de chairs gâtées. La cicatrisation s'opéra avec une étonnante rapidité.

Depuis cette époque, le sarcome n'a pas reparu ; et, de plus, le Commandant ne ressent plus aucune de ces douleurs qui lui revenaient à la saison froide. Nous le voyons assez souvent, et chaque fois il ne cesse de nous parler de sa guérison dont tout le succès est dû à l'emploi de notre méthode.

CARCINOMES
OU CANCERS PROPREMENT DITS

Nous arrivons à la plus terrible de toutes les tumeurs : le *Cancer*. Ce nom seul fait frémir : il évoque à l'esprit de tristes pensées, de sinistres appréhensions. Quel est celui de nos lecteurs qui n'a pas un cancéreux parmi ses amis, peut-être même dans sa famille ? Et cet horrible mal s'attaque surtout à la charmante compagne de l'homme. Il s'établit de préférence sur des organes d'une extrême sensibilité : le sein, la matrice, l'anus, etc.

Aussi, ne saurions-nous trop engager nos lecteurs à méditer profondément les lignes qui vont suivre ; ils y trouveront les moyens d'anéantir jusque dans ses racines les plus profondes cette hideuse affection. Puissent-ils, après avoir lu notre ouvrage, être convaincus de la supériorité de notre méthode sur les procédés chirurgicaux ! Puissent-ils surtout faire renaître à l'espoir les malades qui leur sont chers, et les décider à se rendre en notre Institut médical, d'où ils sont sûrs de sortir radicalement guéris !

Avant de commencer l'étude des tumeurs cancéreuses on doit se poser la question suivante : Qu'est-ce qu'un cancer ?

Pendant longtemps, on donna ce nom à une foule de tumeurs disparates que l'on classe tout autrement aujourd'hui.

Beaucoup d'auteurs ont cherché à définir le cancer ; mais aucune définition n'est conçue de manière à satisfaire complètement l'esprit ; et ceci à tel point, qu'un de nos plus célèbres praticiens a dit : « On décrit le cancer, on ne le définit pas. » Nous pouvons toutefois citer les lignes suivantes, extraites du *Dictionnaire* du Professeur Jaccoud : « C'est une tumeur qui débute sous forme de bouton ou de plaque ; qui s'accroît graduellement, ne rétrograde jamais, offre une tendance manifeste à l'ulcération, et envahit tous les tissus sans distinction. »

Le mot cancer vient du grec καρκίνος qui signifie *crabe.* Ce nom a été donné par les anciens à une tumeur du sein dont les racines s'étendent de tous côtés, à l'intérieur des tissus, comme les pattes d'un crabe. Du même radical, pour dorer la pilule, les chirurgiens ont fait le mot *carcinome* qui signifie absolument la même chose.

Avant d'entrer plus avant dans l'étude du cancer, cherchons d'abord comment il se développe. Les anciens, qui voyaient du mystérieux partout, frappés de la brusque apparition de la tumeur, de sa marche rapide et de sa terminaison funeste, croyaient à l'existence d'un *air spécial,* d'un *esprit subtil,* qui pénétrait tout entier dans le malade et élisait domicile en un point quelconque de son corps, où il exerçait ses ravages. C'était l'*atrabile* d'Hippocrate ; l'*alcali âcre* de Baltius ; le *gaz animal* de Crawfort.

D'après Lebert, le cancer est une maladie dont le caractère fondamental est de constituer une substitution de matière morbide aux tissus sains qu'elle envahit. De à, propagation de la tumeur aux parties avoisinantes, puis aux glandes lymphatiques, à la peau, au tissu cellulaire sous-cutané ou sous-muqueux, et plus tard à tout le corps ; par suite, enfin, dépérissement, affaiblissement général, et mort de l'individu.

On peut aussi expliquer dans cette théorie pourquoi e cancer récidive après l'ablation par le bistouri : si l'économie est infectée de virus cancéreux, ce n'est pas l'opération seule qui l'en débarrassera ; il faut, non-seulement, détruire la tumeur, mais aussi purifier, régénérer le corps, en un mot, chasser du sang tous les ferments cancéreux.

Ce qui a permis à Lebert de poser sa théorie, et d'ouvrir ainsi une voie nouvelle dans l'étude des tumeurs, c'est le progrès des sciences microscopiques ; mais l'illustre savant alla trop loin : il affirma l'existence d'un élément spécifique dans le cancer, il disait avoir vu la *cellule cancéreuse en raquette,* et fut amené à commettre une seconde hérésie en classant plus tard le cancroïde parmi les tumeurs bénignes.

Virchow, Velpeau, Robin n'eurent pas de peine à prouver le contraire : ils contestèrent la spécificité de la tumeur cancéreuse et démontrèrent que, dans l'état actuel de la science, il est malheureusement encore impossible de la distinguer des cellules saines.

Nous terminerons, pour ne pas fatiguer inutilement nos lecteurs par cet aperçu historique, par l'énoncé de la loi de J. Muller : « Tout tissu qui constitue une tumeur a toujours son type dans un tissu de l'organisme, à l'état embryonnaire, ou à l'état de développement complet. »

Et la classification histologique de Cornil et Ranvier, classification que nous suivons en partie dans le cours de cet ouvrage, est la consécration de la loi de Muller, car elle est fondée sur l'analogie du tissu des tumeurs avec les tissus de l'organisme.

Nous disons *analogie* et non pas *identité parfaite*.

Ainsi, les tumeurs malignes sont formées de tissus embryonnaires, éphémères, c'est-à-dire ne pouvant atteindre une organisation définitive. Ces éléments imparfaits se développent avec d'autant plus de rapidité et d'abondance que leur existence est plus compromise ; et les mèmes causes agissant sans cesse sur eux, ils arrrivent, en vertu du principe mathématique, si bien mis en évidence par Delbœuf, ils arrivent, disons-nous, par être plus forts que les tissus sains, et à les détruire. Ils forment alors un terrain tout préparé pour l'infection cancéreuse.

Celle-ci ne tarde pas à se déclarer : le microbe du cancer pullule rapidement au milieu des tissus morbides qui étendent leurs ramifications de tous côtés.

Mais nous n'avons pas tout dit au sujet des hypothèses faites sur la nature du cancer.

Pour Broussais, le cancer proviendrait d'une irritation,
d'une *phlegmasie* particulière, continue. Ce qui est
faux, car bien des tumeurs malignes se développent sans
irritation des tissus.

D'autres pathologistes ont alors imaginé la théorie
de la *diathèse cancéreuse*, c'est-à-dire un état spécial
amenant fatalement le cancer, une prédisposition qu'on
expliquait en partie par l'hérédité.

Nous rejetons en partie cette manière de voir ; nous
ne la croyons vraie que lorsque le mal est très précoce
et apparaît dans le premier âge, chez des enfants âgés
de moins de cinq ans. Le cancer provient le plus souvent,
chez les personnes âgées, de causes purement accidentelles qui donnent lieu à une affection toute locale. Il
s'attaque au malade sous l'influence de différents mo-
biles parmi lesquels nous pouvons citer, en premier
lieu, au physique comme au moral : les coups, les émo-
tions vives, telles que : pertes d'argent, chagrins, excès
de coït, et accouchements répétés, etc.

Ce qui a fait croire à l'hérédité du cancer, et surtout
à une prédisposition du sujet, à ce qu'on a appelé l'influence du *tempérament cancéreux*, c'est ce fait
remarquable, sur lequel nous ne saurions trop insister :
toute personne à qui on a enlevé la tumeur par le bistouri, ou par le feu, a vu son mal récidiver dans un
temps très court, et cela deux, trois et même quatre fois.
Toujours le cancer renaît, parce que ses racines sont
si profondes que le couteau n'a pu les enlever dans leur
totalité ; il en reste quelques ramifications qui, péné-
trant bien avant dans les tissus, émettent de nouvelles
pousses et régénèrent ainsi la tumeur.

Nous venons de dire qu'il faut rechercher ailleurs que dans une *prédisposition spéciale* les causes du cancer, qu'il nous soit permis de citer, à ce sujet, deux exemples. Nous montrerons ainsi non seulement que notre méthode est radicale, en ce sens qu'avec elle il n'y a presque jamais récidive : mais aussi qu'il n'existe point ce qu'on appelle de *tempérament cancéreux*.

En mai 1881, Mme B..., âgée de 28 ans, mère de deux enfants, vint nous trouver en notre Institut médical. Personne dans sa famille n'avait été atteint d'une tumeur quelconque ; mais elle se rappelait que, vers l'âge de 25 ans, elle s'était blessée au sein, en jouant au volant avec ses compagnes.

Elle n'avait rien ressenti depuis, lorsque, dans les premiers jours de 1881, elle constata l'existence d'une petite tumeur dure, irrégulière, un peu aplatie, située à la partie interne du sein gauche. Cette tumeur ne fit qu'augmenter jusqu'au moment où Mme B... se rendit à notre consultation.

Immédiatement eut lieu l'application de notre traitement : la désagrégation lamellaire du cancer s'effectua en vingt-deux jours, et il en résulta une plaie de bonne nature, dont la cicatrisation marcha si rapidement que la guérison était complète au cinquante-neuvième jour.

Depuis cette époque, notre cliente se porte admirablement. Si elle avait consenti à se faire opérer, ainsi que le lui conseillaient les plus célèbres chirurgiens de Paris, le mal eût récidivé et c'est alors qu'on aurait eu de belles raisons pour admettre la prédisposition du sujet !

Les affections morales peuvent aussi amener le cancer, comme le prouve le fait suivant :

Une jeune fille de dix-huit ans, Mlle R. R..., devait se

marier avec un jeune homme qu'elle adorait. La veille
même du mariage, le malheureux fiancé est victime de
l'effroyable accident qui, on s'en souvient, arriva, il y a
quelques années, sur le chemin de fer de Grande-Cein-
ture. On retrouva son cadavre, horriblement mutilé,
sous les roues d'un wagon.

A la nouvelle de cette catastrophe, la jeune fille fut
terrifiée ; son organisme tout entier en ressentit une
profonde secousse ; et, quelques mois plus tard, un cancer se déclarait au sein gauche affectant une marche
inquiétante.

L'application de notre traitement suffit à faire disparaître la tumeur ; et des soins intelligents ramenèrent
bien vite la malade à la santé.

C'est surtout Lebert qui admit comme cause du cancer une prédisposition spéciale « dont la nature, disait-
il, nous est tout à fait inconnue. »

Dans l'exemple de guérison cité plus haut, nous venons
de voir que la tumeur s'était développée à la suite d'une
contusion. Et, en effet, comme le dit très bien Hénocque,
l'opinion vulgaire attribue presque toujours le cancer
développé sous forme de tumeur extérieure, à un traumatisme.

« Une contusion, dit Velpeau, un pincement, peut
devenir la source de tumeurs qui ne se montrent que
plus tard. »

Rappelons, d'ailleurs, la fréquence des épithéliomas
des lèvres et de la langue chez les fumeurs (Lorbel), du
cancer du scrotum chez les ramoneurs. Ne pouvons-nous
pas alors, avec raison, attribuer aussi les cancers de la
matrice aux avortements provoqués, à des déchirures du
col dans les accouchements trop précipités ou par suite
de l'application intempestive du forceps ? Et les ulcères

de l'estomac ne peuvent-ils pas s'établir chez les grands mangeurs, chez les buveurs d'alcool, chez les personnes qui mangent avec avidité, avalent des os, des arêtes de poissons, des condiments irritants ? Où les rencontre-t-on souvent ? Chez les Anglais.

Pour toutes ces causes du cancer, nous n'avons pas besoin de l'hypothèse de la *diathèse préexistante*, comme le voulait Broca qui, malgré tout, veut que la cause locale, en provoquant, sur un point déterminé, un travail morbide, veut absolument que cette cause ait attiré sur ce point l'*action de la diathèse !*

En un mot, cette hypothèse est aujourd'hui abandonnée.

« Presque tous les auteurs, dit Bougard, qui ont écrit sur le cancer, ont observé des cas de transmission de la maladie par voie d'hérédité, mais on ignore complètement dans quelles proportions l'hérédité peut contribuer au développement de la maladie. Il faut le croire, mais cette proportion ne doit pas être bien considérable, puisque sur trois cents opérations, je ne compte que quatre ou cinq cas d'hérédité bien manifeste. »

Nous-mêmes, nous nous sommes livrés à ce sujet à un travail de statistique, et nous constatons que sur cent malades qui viennent nous consulter, il y en a 6 0/0 qui ont eu des cancéreux parmi leurs ascendants.

Comme le cancer est une maladie fréquente, quoi d'étonnant à ce que, dans une même famille, le grand-père, le père, le fils même, en soient atteints ? De même ces trois personnes peuvent avoir eu la fièvre typhoïde, et pourtant jamais on a n'osé soutenir que cette maladie est héréditaire.

La constitution ne peut guère non plus être invoquée comme cause prédisposante.

Quant au tempérament, on peut dire que les tempéraments bilieux et arthritique sont ceux chez lesquels on rencontre le plus de cancéreux.

Mais en général on peut affirmer, avec Velpeau, que « nulle constitution, nul état de santé générale ou habituelle, ne met à l'abri du cancer, qu'il n'y a pas lieu dès lors, à chercher de ce côté la cause prédisposante de la maladie. »

Les habitants des villes sont plus sujets à cette affection que ceux des campagnes, en raison probablement des mauvaises conditions hygiéniques qu'on rencontre si souvent dans les grands centres. Peut-être aussi cette différence vient-elle de ce que les citadins se nourrissent davantage de viande que les campagnards. Il résulterait, en effet, des recherches de Leblanc, que le cancer est plus commun chez les animaux carnivores que chez les herbivores.

Le docteur Van den Corput va plus loin : dans un travail présenté à l'Académie de médecine de Belgique, il ne craint pas d'affirmer que l'abus de la viande est une des *causes principales* du cancer! Et à l'appui de son opinion, il prétend que les tumeurs malignes sont rares chez les religieux, personnes qui, comme chacun sait, sont astreintes à un régime plutôt végétal qu'animal.

Nous ne craindrons pas de répondre au docteur belge que nous avons observé chez les personnes qui se livrent à la vie monastique, un grand nombre d'affections cancéreuses ; et nous les expliquons, non pas par l'abus de la viande, mais, au contraire, par le régime débilitant que suivent la plupart d'entre elles.

Le cancer s'observe dès le plus jeune âge, mais il est rare chez les enfants ; il augmente de fréquence avec l'âge, avec un maximum, toutefois, de quarante à cinquante ans. En réalité, il n'y a rien de précis à cet égard, l'apparition du mal tenant à des causes bien diverses.

C'est surtout chez la femme que se montrent les tumeurs cancéreuses, et cette fréquence tient principalement à ce que les cancers du sein et de la matrice sont les plus fréquents. Chez l'homme, on constate particulièrement les cancers de l'estomac, de la bouche, du rectum, du foie et des os. On peut dire que pour cent femmes cancéreuses, il y a seulement vingt à vingt-cinq hommes atteints du même mal.

C'est de quarante à cinquante ans que les femmes sont le plus exposées au cancer. Le sein gauche est plus souvent affecté que le droit.

De tout temps l'influence du moral sur le développement du cancer a été reconnue par les auteurs. Nous en avons cité un cas remarquable. Non seulement les grands chagrins provoquent cette terrible maladie, mais ils sont un obstacle à sa guérison par les moyens ordinaires.

Le cancer fait-il les mêmes ravages dans tous les pays? N'a-t-il pas, comme le choléra, la fièvre jaune, des contrées où il s'établisse de préférence? Oui, la race blanche seule y est sujette; la race noire en est préservée. Pour Paris, par exemple, où la mortalité est d'environ mille décès par semaine, le nombre des décès occasionnés par cette maladie varie de 25 à 40, c'est-à-dire de 3,5 à 4 0/0.

Le tableau suivant, emprunté au Dr Bougard, nous renseigne pour d'autres pays:

Marc d'Espine, pour le canton de Genève, a constaté que la mortalité par le cancer représente en moyenne 5,8 0/0 de la mortalité générale.

Moore, pour l'Angleterre, a trouvé 4 0/0 environ, comme pour Paris.

Wargner, pour Prague, Leipzig et Vienne, a trouvé la proportion de 8 0/0.

MARCHE ET DÉVELOPPEMENT DU CANCER

A quels signes peut-on reconnaître le cancer?

Au début, le diagnostic est la plupart du temps entouré de grandes difficultés. Non seulement il est peu aisé de distinguer les différentes formes de cancers dès qu'ils surgissent, mais encore il y a un nombre considérable de cas où le spécialiste peut seul se prononcer avec certitude sur la nature réelle de la maladie.

On doit se guider sur le siège de l'affection, sur sa marche plus ou moins rapide, sur l'âge du malade. Il est, en effet, de la plus haute importance de ne pas confondre les tumeurs bénignes avec les cancers.

Cette confusion a longtemps existé, et c'est dans les premières années de ce siècle que se sont produites quelques timides tentatives de distinction. L'Anglais Astley-Cooper reconnut que certaines tumeurs de la mamelle ne sont pas des cancers ; il les nomma *tumeurs mammaires chroniques*.

Les travaux de ce chirurgien ouvrirent une ère nouvelle à l'étude des tumeurs. Puis vinrent Velpeau, Nélaton, Lebert, qui apportèrent la lumière dans cette question si controversée.

On assigne trois périodes à la marche du cancer :

Première période. — Développement d'une tumeur, ou *localisation*.

Deuxième période. — *Ulcération* ou formation de *l'ulcère rongeur*.

Troisième période. — *Infection générale; cachexie*.

Première période. — Nous avons dit que le cancer provient presque toujours d'un coup, d'une secousse plus ou moins violente. Ces causes surviennent quelquefois plusieurs années avant l'apparition de la maladie : aussi le début de la tumeur est-il latent. Pendant le stade d'incubation, l'état général ne se modifie pas, le malade se porte bien, de sorte que le cancer apparaît comme un mal tout à fait localisé.

Tout d'abord, on voit une grosseur peu volumineuse, de consistance variable, peu mobile, ou du moins roulant sous les doigts pendant un intervalle de temps fort court, car les tissus voisins étant bientôt envahis, la tumeur fait partie de l'organe malade et s'immobilise dans la région où elle éclôt.

Bientôt apparaissent des douleurs particulières qu'on a justement comparées à celles que provoqueraient des coups d'aiguilles ; ce sont les *douleurs lancinantes* tellement constantes que ce symptôme a été regardé, avec raison, comme caractéristique du cancer. Elles ne sont pourtant pas spéciales à cette maladie. Leur acuité est variable ; elles se font sentir par intermittences, avec plus ou moins d'intensité, et principalement le soir ou pendant la nuit.

Les douleurs, ainsi que l'augmentation progressive de la tumeur, inquiètent le malade qui, après avoir longtemps hésité, se décide enfin à consulter son médecin. Ce dernier prescrit invariablement des pommades comme

traitement externe, et l'*iodure de potassium* comme
traitement interne : ainsi l'enseigne l'Ecole. On emploie
même souvent l'ar-enic, qui n'a, comme l'iodure, d'autre
effet que d'abîmer l'estomac et de ruiner la santé du
sujet, précisément à un moment où il aurait besoin de
toutes ses forces pour résister au mal qui le mine.

Aucun de ces remèdes ne procure de soulagement.
Les douleurs deviennent plus fortes, plus rapprochées,
et la tumeur augmente toujours.

Nous avons soigné, par notre méthode, un grand
nombre de personnes affectées de cancer à cette première période. La guérison a été on ne peut plus complète ; c'est pourquoi nous ne saurions trop engager les
malades à venir nous consulter dès qu'ils ont reconnu
les symptômes que nous venons d'énumérer ; car, plus
on attend, plus le mal s'aggrave, et plus aussi la guérison devient difficile.

Combien de cancéreux ont été ainsi sauvés parce
qu'ils s'y étaient pris à temps !

Le plus souvent, au contraire, on croit que ce ne sera
rien, *que ça se passera ;* et on est bientôt tout effrayé
de voir l'ulcération se produire. C'est ainsi qu'arrive la
deuxième période.

Deuxième période. — Presque toutes les tumeurs s'ulcèrent ; mais, ainsi que l'a fait remarquer le
Dr Bougard, il ne faut pas confondre celles qui ne s'ulcèrent qu'accidentellement avec celles qui s'ulcèrent en
vertu d'une tendance naturelle de leur tissu.

Dans tous les cas, la peau se perfore : ce chancre rongeur est formé de toutes pièces ; sa surface est sanieuse,
irrégulière, à bords saillants. L'intérieur est constitué
par un tissu mou, d'un gris sale, qui saigne à la moindre
pression, et qui parfois produit des hémorrhagies abon-

dantes. Des masses fougueuses de l'ulcère s'écoule un suc laiteux ou *ichor*, d'une odeur repoussante *sui generis*, de couleur jaunâtre, qui suffit, à elle seule, à accuser la nature du mal.

Bientôt, l'état général devient mauvais : le malade maigrit, perd ses forces.

Dans des cas inespérés on a vu le cancer guérir de lui-même par inflammation ou par gangrène ; mais de tels cas sont fort rares. On ne doit point compter sur cette éventualité.

La gangrène peut être sèche ou humide. On croit que la première a pour cause l'oblitération des artères ; quant à la seconde, elle dérive d'une inflammation aiguë.

Quoiqu'il en soit, la gangrène des tumeurs est un accident toujours grave, souvent funeste et rarement curatif (Broca).

Lorsque le cancer est à cette deuxième période, le but du médecin est de chercher à réduire l'ulcère à l'état de plaie simple susceptible de se cicatriser ensuite avec facilité. Nous y arrivons par notre méthode : nos pansements, appliqués sur l'ulcère cancéreux, le dessèchent et le désagrègent en un temps fort court ; il reste une plaie de bonne nature que nous pansons avec un soin particulier, et qui se cicatrise rapidement. Si on néglige de se soumettre à notre traitement, on arrive bien vite à la troisième période.

Troisième période. — L'état général devient pire : l'amaigrissement et l'affaiblissement font des progrès rapides ; le teint est jaune-paille, la peau et les muqueuses se décolorent. En même temps, toute l'économie est infectée : le *virus cancéreux* se répand dans tout le corps.

La première manifestation de l'infection cancéreuse

consiste dans l'engorgement des ganglions lymphatiques (glandes), auquel vont se rendre les vaisseaux lymphatiques.

Par l'effet mécanique de la compression des lymphatiques engorgés, les membres s'infiltrent et s'œdématient.

A ce moment, les douleurs atteignent leur paroxysme : elles sont intolérables ; le patient ne peut plus dormir. Jour et nuit il souffre le martyre. Les fonctions digestives se troublent ; une diarrhée opiniâtre apparaît ; et la mort vient, en quelques mois, mettre fin à toutes ces souffrances.

Ainsi donc, qu'on ne se fasse pas illusion, lorsque les cancers sont abandonnés à eux-mêmes, la terminaison en est toujours funeste : c'est la mort, une mort aussi sûre que prochaine.

Comment se produit l'infection générale du corps par le cancer ? Comment cet empoisonnement peut-il se répandre dans tout l'organisme?

Pour répondre à cette question, nous laisserons de côté toutes les hypothèses imaginées par les savants, et nous dirons deux mots de celle à laquelle nous donnons la préférence.

Nous ferons d'abord observer que, si on examine au microscope le suc cancéreux, on y trouve une quantité d'éléments particuliers, de *microbes*. Or, aucun de nos lecteurs n'ignore qu'à la suite des admirables travaux de Pasteur, on sait aujourd'hui que, dans toutes les maladies infectieuses, il y a des microbes spéciaux. Ainsi on connaît les microbes de la fièvre typhoïde, de la phtisie, de la petite vérole, de la rage, de la syphilis, etc. Dès que ces microbes se tiennent placés dans un tissu appartenant à un organisme déjà affaibli, dans bien des cas même, dans un tissu sain, ils se reproduisent avec la plus grande facilité, *infectant* l'organisme et engendrant la maladie.

Si donc le microbe du cancer vient à rencontrer un tissu lui présentant un terrain convenable, il s'y développe et engendre la maladie.

Dans cette théorie, il faut évidemment admettre que tous les microbes à l'état primitif, à l'état d'œufs, se trouvent dans l'air, fait qui a été reconnu vrai de nos jours.

Supposons, par exemple, qu'une personne reçoive un coup sur le sein. Si la personne est jeune, ce ne sera rien ; mais si elle a un certain âge, si elle est de faible constitution, au bout d'un temps quelquefois fort long (plusieurs années, comme nous l'avons déjà dit), le tissu mammaire s'altère, parce qu'il y a chez elle, dans son sang, ce qui n'existe pas encore chez la jeune fille, une formation d'éléments primitifs accumulés, qui constituent les tumeurs.

Le Dr Jules Félix, qui s'est occupé tout particulièrement de cette question, affirme que « ces éléments primitifs développés dans l'économie étant éphémères, ne tardent pas à subir en tout ou en partie la nécrobiose qui engendre des fermentations diverses d'après les milieux dans lesquels elle se produit ; c'est ainsi que les tumeurs cancéreuses ulcérées sont des nids de microbes cancéreux en décomposition, qui subissent l'influence de l'air atmosphérique où elles jettent leurs germes, empoisonnent l'économie et déterminent rapidement la *cachexie*. »

Avec cette théorie, il faut absolument admettre que le cancer est *contagieux*. Il est aussi très facile d'expliquer la *récidive*.

La récidive est la réapparition du cancer, *après*

l'opération chirurgicale, souvent à la place de la première tumeur, quelquefois en d'autres points.

Toutes les tumeurs malignes ont tendance à la récidive. Et cela se comprend facilement : Voici une tumeur, elle est d'abord localisée ; mais les microbes, tendant sans cesse à augmenter dans son intérieur, altèrent les tissus avoisinants, s'y installent, se répandent dans les parties saines en suivant de préférence les cours des vaisseaux lymphatiques, de sorte que si on pouvait ouvrir le corps du malade, on y verrait une masse morbide, constituée par la tumeur ; de cette masse se détacheraient une infinité de branches s'étendant quelquefois très loin. On dirait d'une pieuvre avec ses tentacules.

On comprend très bien que le chirurgien ne peut atteindre toutes ces ramifications avec son bistouri ; s'il voulait le faire il tuerait le malade. Il est donc forcé d'enlever en gros la tumeur cancéreuse et de laisser dans le corps des fragments de toutes ces ramifications, sortes de racines qui ne sont que des amas de tissus morbides infectés de microbes. Rien d'étonnant alors que la tumeur reparaisse, car ces microbes envahissent les tissus voisins et y fondent bientôt une nouvelle colonie.

Nous verrons, à l'article notre méthode, que nos pansements agissent avec efficacité sur les dernières ramifications du mal, et tuent les microbes cancéreux les plus éloignés de la tumeur.

Il nous reste à indiquer l'ordre que nous adoptons dans l'étude des tumeurs malignes. Nous étudierons successivement les cancers suivants :

1º Cancer encéphaloïde ;

2º Cancer squirrheux ou *squirrhe* ;

3º Cancer mélanique ;

4º Cancer colloïde ;

5º Cancer chondroïde ou enchondromé ;

6º Cancer ostéoïde ou ostéome ;

7º Cancers glaucoïde et villeux ;

8º Cancer hétéradénique.

A cette liste, il serait convenable d'ajouter le cancroïde, que nous étudierons avec les tumeurs épithéliales.

DIAGNOSTIC DES TUMEURS

Dès que l'homme de l'art a constaté la présence d'une tumeur, il est souvent bien embarrassé : a-t-il affaire à une tumeur bénigne ou à une tumeur maligne ? On conçoit que, suivant l'un ou l'autre cas, le traitement soit fort différent ; de plus, nous savons que toutes les tumeurs malignes amènent fatalement la mort si on ne les traite à temps, tandis que la plupart des tumeurs bénignes ne sont pas toujours dangereuses : les unes n'occasionnent qu'une certaine gêne ; d'autres amènent des difformités plus ou moins grandes.

Mais le diagnostic différentiel des tumeurs n'est pas toujours facile.

Dans la description que nous faisons, dans cet ouvrage, de chaque variété des tumeurs, nous donnons les caractères généraux de chacune d'elles qui permettent de les spécifier et de les distinguer les unes des autres. Aussi ne nous étendrons-nous pas davantage ici sur cette question.

Nous dirons, toutefois, que, dès qu'une tumeur apparaît, on ne peut pas toujours, de suite, déterminer sa nature, bénigne ou maligne ; de plus, et c'est l'avis des plus grands chirurgiens : Velpeau, Billroth, Verneuil, Virchow, certaines tumeurs bénignes peuvent devenir malignes dans le cours de leur évolution. Elles constituent alors des tumeurs mixtes.

Certains docteurs ont cru pouvoir affirmer que la diminution de l'urée dans les urines est un signe certain de la diathèse cancéreuse ; autrement dit : lorsque la proportion de l'urée descend au-dessous de sa quantité normale, c'est-à-dire lorsqu'il y a *hypoazoturie*, on peut affirmer la présence d'un cancer.

Nous répondrons à cette assertion qu'il y a, en effet, hypoazoturie dans la dernière période de la maladie, alors que le patient est arrivé à un état de cachexie et d'affaiblissement qui mettent ses jours en danger, et ne lui laissent plus que peu de temps à vivre. A ce moment, rien ne peut le sauver, il est infailliblement perdu.

Mais que l'on réfléchisse un peu, et si l'on sait que l'urée est le produit final de la décomposition des matières organiques azotées, on ne sera pas étonné de ce résultat.

Dans un corps bien portant, alors que la nutrition est régulière et constante, la proportion de l'urée l'est aussi. Dès que la nutrition diminue, la quantité d'urée s'abaisse, ou, alors, elle se produit aux dépens de l'organisme : le corps se mange lui-même ; c'est pour ainsi dire comme chez les animaux hibernants : l'ours, la marmotte, la tortue qui ne mangent pas l'hiver, et qui s'entretiennent au moyen des aliments qu'ils ont accumulé dans leurs tissus pendant la belle saison.

Tant que l'organisme peut le faire, la quantité d'urée produite reste à peu près la même, pourtant elle diminue insensiblement, et il arrive un moment où elle est inférieure notablement à la proportion normale : il y a alors hypoazoturie.

Mais cette hypoazoturie est constatée dans toutes les maladies à marche lente, et n'est point caractéristique du cancer.

Mais ce que l'on trouve toujours chez les cancéreux, et que l'on ne trouve que chez eux, c'est l'*uréthane*.

Nous engageons vivement les médecins à procéder à une analyse d'urine sérieuse toutes les fois qu'ils seront indécis pour diagnostiquer la nature bénigne ou maligne d'une tumeur à son début.

Si l'analyse révèle la présence des *éthers carbamiques : méthyl-uréthane* et *éthyl-uréthane*, dans l'urine du malade, ils sauront positivement qu'ils ont affaire à une tumeur cancéreuse. Nous ne précédons jamais autrement, et les analyses d'urine de nos malades tiennent une grande place dans les travaux de notre Institut médical.

DU TRAITEMENT CHIRURGICAL

Pendant longtemps, les chirurgiens ont taillé à tort et à travers, dans le cor‚s humain pour l'extirpation des tumeurs. Autrefois, comme le fait remarquer Broca, on enlevait indistinctement toutes les tumeurs, les unes parce qu'elles étaient ou qu'on les croyait malignes, les autres parce qu'elles pouvaient le devenir. Aujourd'hui, la position des chirurgiens est plus délicate : ils doivent, avant tout, établir un diagnostic exact, car c'est sur ce diagnostic que se fondent les indications opératoires.

Mais, comme ce diagnostic est difficile à établir, comme, de plus, les maîtres de la science savent fort bien que leur intervention n'a d'autre but que de débarrasser le malade, pour un temps seulement, de son mal, beaucoup suivent le conseil de Broca :

« Il n'est permis, dit-il, de tenter une opération grave que lorsque les jours du malade sont sérieusement menacés dans un avenir plus ou moins prochain par les progrès naturels de la tumeur. »

Qu'arrive-t-il alors pour une personne qui, atteinte d'une tumeur, va consulter un de nos chirurgiens? Si le mal est avancé, s'il est à sa deuxième ou à sa troisième période, le docteur propose l'opération, d'après les conseils de Broca. Confiante en lui, elle accepte.

Comme il est toujours très habile, il *réussit* l'opération, c'est-à-dire qu'il *enlève la partie malade;* quand la malheureuse ne succombe pas aux suites de l'opération, elle se croit guérie, mais, dans un temps variant de trois mois à un an, elle constate avec stupeur que le mal reparaît. Sa marche est même plus rapide que lors de la première invasion. Nouvelle visite du docteur : deuxième opération. Le mal revient une troisième fois : troisième opération ; et ainsi de suite. Mais, généralement, surtout si le mal était à la troisième période lors de la première opération, il fait de tels progrès à la suite de cette opération que les plaies ne se cicatrisent pas, et le malade ne tarde pas à succomber. Certains chirurgiens même refusent d'opérer, car ils savent que l'opération sanglante, si elle tranquillise le malade pendant quelque temps, possède le triste désavantage d'amener une réapparition beaucoup plus terrible du mal, à tel point que ceux qui ont été opérés meurent plus vite que ceux qui n'ont pas laissé toucher à leur mal. C'est ce qu'affirmait, il y a longtemps déjà, un des premiers partisans du traitement sans opération : « *Curati cultro citius moriuntur.* »

Prenons maintenant une personne qui possède une tumeur à la première période. Généralement, le chirurgien ne voudra pas l'opérer. Il se contentera de prescrire un traitement à l'iodure de potassium ; puis, sur la tumeur même, les applications anodines de teinture d'iode, d'emplâtres de ciguë, etc. ; toutes substances qui n'amèneront aucun changement dans la marche progressive de la tumeur. Mais il va arriver un moment où il faudra opérer, le mal arrivera à sa deuxième période, et alors se reproduira la série dont nous venons de parler.

Toutefois, même à la première période, le praticien tente l'opération : tantôt il y est poussé par la famille, ou par le malade lui-même ; d'autres fois, malheureusement trop fréquentes, hélas ! surtout s'il s'agit d'un riche client, et si l'opérateur imite certains charlatans, il ne voit dans l'opération qu'un moyen d'augmenter sa fortune, et il saisit son bistouri. La récidive est quelquefois lente à venir, mais elle apparaît toujours ; il faut bientôt recommencer.

Ainsi donc, quelle que soit l'époque à laquelle on opère une tumeur cancéreuse, il y a toujours récidive. L'opération réussit parfois, c'est-à-dire que, surtout si le mal n'est qu'à la première période, le malade ne meurt pas toujours pendant l'opération. Ce que nous disons ici a une très grande importance ; en effet, si nous constatons les statistiques des hôpitaux, nous voyons que le cancéreux est renvoyé quelques jours après l'opéra-

6.

tion, avec la mention *guéri*. Il est guéri de l'opération, oui ; mais du cancer, *non*.

Suivons ce malade pendant quelques mois, nous verrons qu'il sera obligé de se faire soigner à nouveau, à moins qu'il ne succombe rapidement par l'effet de la récidive provoquée par le couteau.

D'autres questions se posent : L'opération réussit-elle toujours ? Est-elle dangereuse ? Quels sont ses inconvénients ?

Tout d'abord, on sait que, en général, il faut le moins possible employer le bistouri : « Toute plaie, dit l'illustre Boyer, est une porte ouverte à la mort. »

« Réussir, dit Deroubaix, tel est, en définitive, le but suprême de toute manœuvre opératoire. » Et le grand chirurgien énumère la longue liste des causes de mort que peut amener l'opération chirurgicale.

Cette liste, la voici :

1º Emploi du chloroforme ;

2º Introduction de l'air dans les veines ;

3º Hémorrhagie ;

4º Syncope ;

5º Inflammation gangréneuse ;

6º Pleurésie, péritonite, méningite, phlegmasies ;

7º Épanchements séro-purulents ;

8º Érysipèle et les accidents qui peuvent le compliquer ;

9º Infection purulente ou phlébite, flegmons diffus dans les régions cervicale, pectorale et dorsale ;

10º Tétanos ;

11º Pourriture d'hôpital ;

12º Récidives ;

A ces douze cas, tous très graves et très communs, Velpeau en ajoute deux autres :

13° Accidents nerveux ;

14° *Cas de mort insolites.*

Il est évident qu'un chirurgien habile peut éviter la plupart de ces complications. Il en est pourtant deux contre lesquelles l'art est impuissant : la *récidive* et les *cas de mort insolites.* Que dire de l'hémorrhagie ? Elle est parfois considérable, surtout si le cancer a de profondes ramifications. Car, dans ce cas, l'opérateur s'il veut *tout* enlever, est obligé de couper au *maximum* comme disent les manuels de chirurgie, de tailler profondément ; sinon, il n'enlève qu'une portion du mal. Et encore, nous savons que, même en découpant de gros morceaux de chair, il ne peut atteindre les dernières racines du mal.

Nous n'attaquons nullement, en parlant ainsi, les maîtres distingués, les chirurgiens illustres dont la science, l'habileté et l'honorabilité ne font un doute pour personne. Nous avons déjà dit qu'eux-mêmes affirment bien haut la réapparition de la tumeur après l'opération ; et, s'ils se décident à opérer, c'est surtout pour soulager un malheureux qui endure d'horribles souffrances. Encore refusent-ils le plus souvent.

Broca disait que beaucoup de chirurgiens éminents, découragés par leurs insuccès et par l'apparition de la récidive, *renonçaient à opérer les cancers*, et il les approuvait.

Verneuil donne d'excellents conseils à ses confrères : « Si vous voulez, dit-il, être classés parmi les vrais savants, faites bon marché de votre habileté manuelle... ; tirez peu de vanité de vos succès opératoires, vous rappelant qu'ils sont parfois bien éphémères, et poursuivez surtout les succès thérapeutiques, c'est-à-dire la *guérison définitive*, au vrai sens du mot. »

Enfin, n'oublions pas que, dans l'opération, il faut aussi enlever les ganglions engorgés, en particulier ceux du creux de l'aisselle dans les cas de cancer du sein, ainsi que la traînée en cordon plus ou moins dure qui réunit le sein malade à la région ganglionnaire. Il en résulte une opération triple. Elle se fait parfaitement ; soit ; mais après ?

D'ailleurs pour bien fixer dans l'esprit de nos lecteurs tous les inconvénients de l'opération chirurgicale, on nous permettra, à la fin de ce chapitre, de donner les détails qui suivent. Ils sont empruntés à la clinique d'un de nos plus habiles praticiens, M. le Dr Trélat.

En trois ans, le Dr Trélat a pratiqué, dans son service, treize opérations d'épithéliomas ; quatre malades ont succombé assez vite : l'un, aussitôt après l'opération ; un autre a été frappé, trois jours après, d'une syncope mortelle ; chez un troisième, cet accident se montra dix à onze jours après l'intervention ; le quatrième, dix heures après. Dans la pratique d'autres chirurgiens, les opérées succombent aux phlegmons du médiastin, à la septicémie générale, à la pneumonie septique. On voit donc que le Dr Trélat a une mortalité de 30 %. Mais, ajoute-t-il, « les 70 % de malades qui échappent aux dangers immédiats ou proches, sont-ils guéris ? *Loin de là, la récidive est la règle, un, deux, trois mois après l'opération.* Rarement, quelquefois cependant, elle ne se montre pas avant plusieurs années. » Et le chirurgien de la Charité montre un de ses opérés de l'an dernier chez qui, deux mois après l'opération, la récidive rendait la trachéotomie nécessaire ; depuis, ce malheureux se nourrit à l'aide d'une sonde naso-œsophagienne par où il s'ingurgite les aliments au moyen d'un entonnoir.

« L'année dernière, ajoute le Dr Trélat, discutant cette même question, je concluais presque à l'abstention, et cependant j'ai opéré encore dans quelques cas. Aujourd'hui, moins que jamais, je suis enthousiaste de ces laborieuses opérations, et, cependant, je vais encore me décider à opérer ce malheureux. Il est robuste et vigoureux ; il souffre constamment et cruellement ; enfin, il me demande de le guérir par une opération. Comment lui refuser cette tentative qui, au moins, calmera ses douleurs ? »

Quant au cancer du sein, les quatre opérées ont succombé très rapidement.

On le voit donc, *toute personne atteinte d'un cancer ou d'une tumeur, même bénigne, ne doit pas se faire opérer.*

Mais, objectera-t-on, y a-t-il un traitement curatif du cancer, et quel est-il, puisque nous avons affirmé que le *cancer est guérissable ?*

Oui, le cancer est guérissable ; mais avant d'exposer notre méthode, nous parlerons des différents traitements essayés avec plus ou moins de succès, pour arriver à un résultat meilleur (ce qui n'est pas difficile), que l'opération par l'instrument tranchant.

DIFFÉRENTES MÉTHODES
DE TRAITEMENT DES TUMEURS

Nous venons d'exposer les insuccès et les dangers du traitement chirurgical. Nous devons maintenant dire

quelques mots des divers procédés employés contre les
tumeurs, et dans lesquels on n'emploie pas l'instrument
tranchant.

Et d'abord, nous ne nous arrêterons pas à critiquer
l'absurde procédé qui conseille les saignées et la diète,
et cela, précisément dans une maladie où la tendance à
l'anémie est si prononcée ; c'est tout le contraire qu'il
faut faire. Nous arrivons aux agents thérapeutiques qui
ont été le plus recommandés.

Il y a d'abord la *ciguë*, que Storck (1760) administrait,
sous forme d'extrait, à la dose de cinq centigrammes,
matin et soir en commençant, et qu'il portait ensuite à
la dose de cinq grammes par jour. C'était le traitement
interne. A l'extérieur, il appliquait sur la tumeur des
cataplasmes, des emplâtres à la ciguë. Il est certain que
la ciguë, à hautes doses, calme parfois les douleurs lancinantes, mais elle ne peut guérir le cancer, et, malgré
tous les efforts tentés par Récamier pour la réhabiliter,
elle est aujourd'hui complètement délaissée.

Cependant, dans ces derniers temps, en employant
des pilules de *conicine*, c'est-à-dire formées avec le
principe actif de la ciguë, on est parvenu à calmer les
douleurs lancinantes. C'est beaucoup ; mais c'est tout,
et le mal n'en continue pas moins sa marche envahissante.

Le *sedum acre,* la *morelle* ont été aussi employés,
mais sans aucun succès.

Nous en dirons autant de *l'ammoniaque* (alcali
volatil) qui était considéré comme l'anti-cancéreux par
excellence par Martinet. Ce dernier partageant l'opinion,
assez répandue à une certaine époque, que le cancer
était produit par un acide, pensa que, si on neutralisait
l'acide, le mal disparaîtrait ; de là sa médicamentation

à l'ammoniaque. Les effets sont nuls ; c'est à peine si les douleurs sont un peu calmées.

Un des corps qui fut le plus employé, c'est l'*arsenic*. Nous ne parlerons ici que de l'emploi de ce corps à l'intérieur, il agit comme caustique.

L'arsenic a été préconisé par les médecins, dès la plus haute antiquité : Hippocrate et Salien, les pères de la médecine, nous l'indiquent. Après lui, on en a largement usé. Contre le cancer, en particulier, Lefebvre de Saint-Ildephonse le regardait comme infaillible. Ce traitement, qui a joui d'une grande vogue, se donnait en solution avec un tas de drogues : eau de carottes, poudre de ciguë, mou de saturne, etc. Aujourd'hui, on administre l'arsenic sous forme de liqueur de Fowler. Il donne une activité nouvelle aux tissus, par suite excite l'appétit, et permet au malade de combattre l'anémie. Quelques médecins trouvent bon d'en recommander l'usage aux cancéreux. Mais il ne faut pas croire que l'arsenic guérisse les tumeurs.

Après l'arsenic, nous pouvons citer le mercure, ce métal liquide qui eut une si grande vogue chez les anciens et au moyen âge. Aujourd'hui, il n'est plus guère employé que contre la syphilis, et on sait avec quel succès. Il ne paraît pas avoir réussi dans le traitement des tumeurs ; il est en effet très vénéneux, et la dose à laquelle il faudrait l'employer pour agir sur le mal, serait sans doute trop élevée.

Quant au fer, il ne peut agir que comme reconstituant. Aussi doit-on l'employer à l'intérieur. Il évite l'anémie et soutient les forces du malade.

Que dirons-nous de l'iode et des iodures ? Voici des substances dont les médecins, tout comme de vulgaires *guérisseurs*, ont abusé et abusent encore aujourd'hui.

Ce n'est pas que nous voulions nier à l'iode une action marquée dans certaines affections : loin de nous cette pensée.

Mais, dans la guérison du cancer, l'iode et l'iodure de potassium sont absolument inefficaces. On avait fondé, jadis, de grandes espérances sur leur emploi. Ullmann a soutenu qu'après quelques jours d'emploi de ces remèdes (?), on aperçoit un certain soulagement et une modification de bon augure dans les plaies cancéreuses. Et après ? que devient cette modification ? La tumeur n'en continue pas moins sa marche, souvent même plus rapidement que si on n'avait pas employé l'iode.

On ne saurait trop réagir contre cette médicamentation iodique. Tous les malades devraient savoir que l'iode, et l'iodure de potassium, non seulement n'amènent aucun soulagement pour calmer la douleur et ne modifient en rien l'aspect de la tumeur qui continue de plus belle sa marche envahissante. A plus forte raison, ces applications ne peuvent-elles pénétrer jusqu'aux dernières racines du mal. Et pourquoi ? Parce qu'on n'a pas trouvé une matière qui soit assez énergique pour tuer le microbe cancéreux sans tuer en même temps l'individu, et surtout un individu déjà très affaibli depuis longtemps.

Quoiqu'il en soit, tous ces moyens-là ne font jamais disparaître complètement les cancers, ni surtout leurs prolongements.

Notre méthode est supérieure en tous points à ce qui a été fait jusqu'à ce jour. Elle consiste en pansements appliqués chaque jour sur les maux qu'il s'agit de combattre. Nos travaux nous ont fait découvrir des agents capables de guérir toutes les maladies chirurgicales sans opération ; et pour chaque affection nous possédons une série de produits qui font merveille.

Après vingt-cinq ans de pratique journalière et d'études scientifiques approfondies, nous sommes arrivés à guérir rapidement et radicalement, sans opération, toutes ces affections réputées incurables : *tumeurs, cancers, ulcères,* qui, avant nous, n'avaient d'autre issue que l'opération par le bistouri ou le fer rouge.

Les limites restreintes de ce petit ouvrage nous empêchent de nous étendre sur les différents traitements que nous employons dans chaque cas particulier. Car, il est de toute évidence, que notre traitement varie beaucoup selon les besoins que réclament les maladies soumises à notre méthode.

CURABILITÉ DU CANCER

Voici une question demandée : Peut-on guérir le cancer ?

Disons, tout d'abord, que c'est une maladie très grave. Le célèbre Velpeau disait que, abandonné aux ressources de la nature, le cancer ne disparaît jamais : un *squirrhe,* un *encéphaloïde,* une *tumeur napiforme,* une *tumeur fibro-plastique,* le *cancer épithélial,* le *cancer mélanique,* bien caractérisés, suivent fatalement leur évolution destructive jusqu'à la mort du malade.

D'autres chirurgiens admettent que les tumeurs cancéreuses disparaissent *quelquefois* après l'*opération chirurgicale.* Mais, hélas ! combien en trouve-t-on qui récidivent! Bégin, qui s'y connaissait, a écrit les tristes lignes suivantes : « Les cancers les plus simples, les moins circonscrits, les moins considérables, emportés de la manière la plus complète par l'*instrument tran-chant,* sont susceptibles de repulluler après un temps variable. »

Ainsi, c'est bien clair : faites-vous *opérer* d'une tumeur, même si cette tumeur n'est que peu *maligne,* vous la verrez presque toujours reparaître peu de temps après, et il faudra recommencer. Et le chirurgien recommencera, deux fois, trois fois, quatre fois, nous l'avons déjà constaté dans bien des cas.

Pourtant Bégin lui-même fait quelques restrictions : « Plus le cancer, dit-il, a été évidemment produit par une cause externe, violente et mécanique, plus il est probable que sa guérison, par quelque moyen qu'on l'obtienne, sera définitive. » Ainsi, on pourrait, dans ce cas seulement, essayer la guérison par le couteau ; mais dans tout autre cas, toujours d'après Bégin, il suffira de se borner aux traitements généraux et d'*éviter la pratique des opérations chirurgicales.*

Cependant, dès 1822, Breschet et Ferrus se hasardent à rompre avec les théories admises jusqu'alors et s'expriment ainsi : « Il semble plus en rapport avec les progrès de la science de ne pas déclarer que le cancer est toujours incurable, puisque nous ne sommes pas irrévocablement fixés sur le point où commence l'incurabilité ; d'heureuses tentatives prouvent que l'on peut guérir, sinon ce mal, du moins ceux qui ont avec lui les rapports les plus frappants, et avec lesquels on peut les confondre. »

Velpeau, tout en affirmant, comme nous l'avons vu plus haut, que le cancer, abandonné à lui-même, ne guérit jamais, ajoute que c'est une maladie locale, susceptible d'être *radicalement guérie !*

Broca ne désespérait pas de trouver un jour le moyen de guérir les tumeurs même malignes.

Devant l'insuccès de l'opération chirurgicale, insuccès affirmé par nos meilleurs praticiens, plusieurs docteurs ont cherché à instituer un traitement dans lequel le bistouri ne jouerait aucun rôle, et qui pourrait amener la guérison du cancer. Quelques-uns prétendent avoir réussi : ainsi, Tanchon cite trois cent deux cas de tumeurs diverses guéries par un traitement interne.

Guillermond relate un grand nombre de cancers du sein et de la matrice guéris aussi, dit-il, par un traitement interne. Il faudrait voir.

Le Dr Nussbaum, dans son ouvrage sur le pansement antiseptique, s'exprime ainsi :

« Il existe des observations recueillies par des cliniciens distingués, de cancers guéris par d'énormes doses d'iodure de potassium et par un jeûne systématique prolongé.., La *guérison radicale d'un cancer est possible,* dit-il, à condition qu'on extirpe tout ce qui est carcinomateux et, en outre, toute la région voisine, irritée, disposée à devenir cancéreuse ; il faut opérer assez tôt pour qu'il n'y ait pas ulcération et érosion vasculaire qui ouvrent la porte à l'émigration des cellules carcinomateuses. »

Ainsi donc, c'est un fait acquis : LE CANCER EST GUÉRISSABLE. Mais par quels moyens? Par l'opération chirurgicale? Jamais. Le chirurgien, en effet, ne peut enlever les dernières racines du mal, de sorte qu'au bout d'un temps variable, et souvent rapproché, la tumeur reparaît, c'est la *récidive.*

Peut-on guérir le cancer par un traitement interne ?

Non, jamais non plus. On y est arrivé, disent les lignes précédentes, mais nous ne le croyons pas. Combien avons-nous vu de malheureux à qui on avait fait absorber des doses énormes d'*iodure de potàssium*, sans autre résultat que de leur abîmer l'estomac alors qu'il est important que cet organe, au contraire, conserve toute sa vitalité, car il faut, avant tout, relever les forces du malade.

Aussi, le traitement interne ne doit-il être employé, non pas comme remède curatif, mais comme adjuvant. Son but est de soutenir le malade, de lui rendre des forces afin qu'il soit fort dans la lutte qu'il engage contre le *virus cancéreux,* contre les *cellules carcinomateuses* infectées de *microbes.*

Le véritable remède curatif, lorsqu'il s'agit de traiter une tumeur autrement que par l'opération sanglante, le véritable moyen de guérison consiste dans l'application des pansements qui agissent directement sur le mal et le désagrègent. Ces pansements agissent aussi sur les prolongements que la tumeur envoie de toutes parts ; leur effet se fait sentir sur les microbes cancéreux qui meurent tous. De la sorte, la récidive est évitée.

C'est dans l'application de tels pansements que consiste notre méthode. Nous y joignons un traitement interne, reconstituant, qui facilite beaucoup notre besogne, hâte l'effet des pansements, et permet au malade de se rétablir très rapidement, et souvent même de ne pas interrompre ses occupations.

Ainsi donc, que les malades se rassurent :

On peut guérir les tumeurs, de quelque nature qu'elles soient.

CANCER DE LA MATRICE

Le *cancer de la matrice* constitue la maladie la plus triste qui puisse frapper la femme. Aussi, est-ce en tremblant que nous abordons un pareil sujet : notre plume pourra-t-elle faire un tableau fidèle de ce mal hideux qui dévore l'organe si délicat et si précieux de la gestation, cet organe qu'un auteur a désigné avec tant de vérité sous le nom de berceau de l'humanité?

Bien des personnes s'imaginent que cette affection redoutable se montre rarement ; il n'en est point ainsi. La statistique et nos observations personnelles prouvent qu'elle est au contraire des plus communes.

Nous avons constaté que, parmi les femmes qui se rendent en notre Institut médical pour se soumettre à l'examen, un dixième environ est atteint d'un *cancer à la matrice* à un degré plus ou moins avancé.

La maladie cancéreuse peut envahir tous les tissus de l'organisme ; mais la matrice est son siège de prédilection ; par rang de fréquence, le sein ne vient qu'en second lieu.

Le grand nombre de femmes atteintes du *cancer de la matrice* peut seul donner une idée exacte de l'importance que les médecins spécialistes ont bien raison de lui accorder de nos jours.

Ainsi, en cinq ans, de 1879 à 1884, on a constaté en France, le décès de *dix mille cent soixante et une* personnes du sexe féminin mortes des suites de tumeurs cancéreuses.

Ces tumeurs occupaient divers organes. Il convient d'en faire la répartition de la manière suivante :

Cancers de la matrice.	5,674
Cancers du sein	3,238
Cancers d'autres organes	1,249
Total.	10,161

On voit d'après ce tableau, encore au-dessous de la réalité — car bien des cas passent toujours inaperçus — que le chiffre des décès, occcasionnés par le *cancer de la matrice*, comporte à lui seul plus de la moitié des cas relevés.

C'est ordinairement vers l'âge critique qu'on observe l'apparition de ce cancer.

Après avoir comparé les différentes statistiques faites par plusieurs auteurs, jointes au résultat de nos propres observations, nous avons pu établir la moyenne suivante, pour 1,000 cas de *cancer de la matrice*, aux diverses époques de la vie :

Avant 20 ans.	10 cas.
De 20 à 30 ans	125 cas.
De 30 à 40 ans	228 cas.
De 40 à 50 ans	603 cas.
De 50 à 60 ans	21 cas.
De 60 à 80 ans	13 cas.
Total.	1,000 cas.

C'est donc de 30 à 50 ans que cette affection sévit avec le plus d'intensité.

Elle a existé de toute antiquité. Si elle semble plus répandue aujourd'hui, c'est uniquement parce qu'on la connaît mieux, et qu'on a, pour la distinguer des autres maladies du même ordre, des moyens inconnus des anciens médecins. De ce côté, la science médicale a réellement fait un grand pas.

A sa période de formation, c'est-à-dire tout à fait à son début, le *cancer de la matrice* échappe souvent, non seulement à l'attention des malades, mais même à celle des hommes de l'art qui n'ont pas l'habitude de traiter ces sortes d'affections.

Il est donc de la plus haute importance que les femmes qui ressentent quelque chose d'anormal du côté des parties sexuelles, sachent rapidement à quoi s'en tenir ; et cela surtout quand elles ont atteint l'âge du retour, époque de la vie de la femme, nous ne saurions trop le répéter, où les affections cancéreuses éclatent avec une grande fréquence et ont une marche infiniment plus rapide.

Puisqu'il importe tant, pour en obtenir la guérison, d'être averti de bonne heure, voyons à quels signes on peut reconnaître le développement d'une tumeur cancéreuse sur la matrice.

Les variétés de tumeurs malignes que l'on observe le plus fréquemment à la matrice sont :

1° L'*épithélioma pavimenteux;* 2° l'*épithélioma cylindrique;* 3° le *carcinome*. Le squirrhe est excessivement rare.

Pour en faciliter la description, on divise généralement sa marche en trois périodes ou degrés.

Au premier degré, si la personne n'est pas encore arrivée à l'âge critique, si elle *se voit* encore, comme on dit vulgairement, elle remarque des irrégularités dans la venue de ses règles : celles-ci, tantôt suspendent leurs cours pendant un ou deux mois ; tantôt, au contraire, reviennent plusieurs fois de suite en deux ou trois semaines.

Si la personne est arrivée à l'âge de la ménopause elle est bien étonnée, elle qui ne *se voyait* plus, de cons-

tater tout à coup l'apparition d'un écoulement blanc ou
rougeâtre, paraissant aux périodes correspondantes à
celles où se montraient autrefois les règles. Puis, ce
sont des hémorrhagies véritables qui se succèdent sans
relâche. Il est prudent de se tenir sur ses gardes : le
péril est déjà en la demeure. Aussi est-il capital de bien
distinguer ces hémorrhagies-là d'avec un nouveau retour
de règles.

L'écoulement est toujours mélangé de sang après les
rapprochements; cette remarque est d'une grande importance. Bientôt après, la malade commence à ressentir
une pesanteur dans la région du nombril, une sensation
de pression sur le fondement et sur la vessie, d'où résulte
une douleur soit en allant à la garde-robe, soit en uri-
nant. Un peu plus tard, elle éprouve des élancements,
d'abord momentanés, puis continus, des tiraillements
dans les reins et dans les cuisses, des alternatives de
boursoufflement et d'affaissement du ventre. Enfin, il y
a gonflement, dureté et sensibilité de la matrice.

Au second degré, le mal se confirme; le cancer se
déclare nettement; les douleurs augmentent. C'est d'ailleurs à ce moment que la malade, justement inquiète de
tous ces symptômes menaçants, vient consulter le médecin. Le toucher et le spéculum découvrent l'étendue du
mal et les dégâts qu'il peut avoir déjà opérés : le col de
la matrice, quelquefois même le corps, rarement les
lèvres seules, se présentent tuméfiés, durs, bosselés
(Fig. 8), plus ou moins violacés, mais lisses, non encore
érodés, et, signe caractéristique, *douloureux* à la
moindre pression. Au plus léger attouchement, on voit
sourdre du sang par l'orifice entrebaillé du col.

En palpant le bas-ventre, on commence à sentir des
indurations, des bosselures que leur extrême sensibilité

rend parfaitement reconnaissables à qui a l'habitude de
ces sortes d'explorations.

A mesure que la tumeur gagne du terrain, les douleurs
deviennent de plus en plus vives, continues, lancinantes,
semblables à des coups de stylet. Les malheureuses
femmes souffrent le martyre et sont toujours dans le sang.

Au troisième degré, la tumeur cancéreuse s'ouvre,
s'ulcère : le chancre rongeur est formé de toutes pièces.
C'est lui qui va dévorer tous les tissus voisins sans

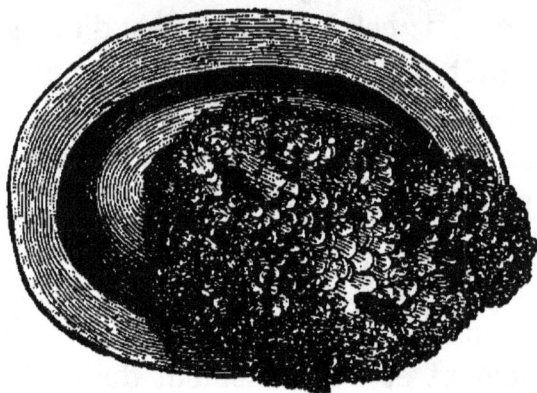

Fig. 8. — Cancer du Col de l'utérus.

jamais s'arrêter dans sa marche destructive : matrice,
rectum, vessie, tout y passera, et tous ces organes communiquent entre eux, l'urine et les matières fécales cou-
leront par le vagin. Par ce chancre, par cette plaie
béante, de mauvaise nature, s'écoule un liquide jaune-
roussâtre, d'une odeur infecte, qu'il suffit d'avoir senti
une fois pour ne jamais l'oublier. Il nous est arrivé à
plusieurs reprises de reconnaître à cette seule odeur, et
sans aucun examen préalable, qu'une femme se présentant à notre consultation, était atteinte d'un *cancer de
la matrice*.

Certaines malades perdent une si grande quantité de
ce liquide, qu'elles sont obligées de se garnir.

7.

Le fond des ulcères cancéreux a une couleur variant entre le gris, le brun, le noir ou le verdâtre. C'est une vilaine plaie.

De ce fond, naissent parfois des excroissances fougueuses, espèces de champignons qui saignent au moindre contact, et donnent souvent lieu à des hémorrhagies inquiétantes ; cela arrive dans le cancer à forme végétante.

Enfin, toute l'économie se trouvant infectée, c'est le mot, la peau prend une couleur jaune-paille, les digestions languissent, le moral s'assombrit, et la mort, qui arrive à courte échéance, met fin à cette redoutable maladie.

Telle est l'issue, toujours fatale, du *cancer de la matrice*, toutes les fois qu'un traitement énergique ne vient pas enrayer sa marche en le détruisant jusque dans ses racines les plus profondes.

Le bistouri peut-il arriver à ce résultat? Les procédés suivis par les chirurgiens sont de deux sortes : l'amputation partielle (du col de la matrice), autrefois assez pratiquée, mais qui ne compte plus aujourd'hui qu'un petit nombre de partisans ; et l'amputation totale de la matrice, pratiquée et conseillée par MM. Bouilly et Richelot.

Il nous semble qu'avec le deuxième procédé on soit moins exposé aux récidives qu'avec le premier ; cependant M. Verneuil, qui s'y connaît, donne la préférence à l'amputation partielle.

M. Paillon, sur six amputations totales, a réussi dans quatre cas ; mais ces quatre cas ont tous récidivé, tandis qu'en n'opérant que le col, il a obtenu, sur dix-neuf opérations, deux guérisons *certaines*.

M. Reeves Jackson, de Chicago, rejette absolument

l'hystérectomie, car il est impossible pendant la vie, de déterminer avec quelque certitude, quelles sont les limites de la tumeur ; en conséquence, *aucun procédé opératoire ne garantit une extirpation complète.*

Pour le Dʳ Candia, de Naples, il y a des cas où l'opération radicale est impossible ; c'est alors que le chirurgien a le devoir de prolonger autant que possible l'existence de la malade en soulageant ses souffrances et en arrêtant les progrès rapides du néoplasme à l'aide d'un traitement palliatif. L'auteur réalise ce traitement par le raclage de la tumeur qu'il fait suivre une fois de cautérisation au fer rouge et une autre fois avec une solution alcoolique de brome ou de perchlorure de fer. Bien entendu il n'a guéri personne par ce moyen-là.

De son côté, le Dʳ Consentini s'exprime ainsi :

« Tous les moyens qu'on emploie pour traiter le cancer de l'utérus ne font que hâter la mort, tandis que les malades laissées à elles-mêmes survivent plus longtemps. Et il ne craint pas d'avouer que de tous les cas qu'il a opérés, un seul a guéri, mais il s'agissait d'un carcinome à cellules cylindriques, variété dont le pouvoir infectieux est très faible. » (Congrès de Naples, 1888.)

On voit donc que, si l'on opère par le bistouri, la récidive est presque certaine. Le Dʳ Verneuil a résumé ainsi la question : « La clef, dit-il, n'est pas dans l'état de l'utérus, elle est dans l'état des tissus péri-utérins, et *ces tissus sont hors de la portée de nos ressources chirurgicales.* »

Retenons bien cet aveu d'impuissance fait par l'un de nos plus grands maîtres de Paris. Après cela, qu'ont à faire les autres praticiens ? S'abstenir évidemment, ou employer d'autres moyens.

Pour les fibromes utérins, en particulier, on a conseillé le traitement électrique. M. Rœves, d'Edimbourg, le recommande à cause, dit-il, des *grands dangers de l'amputation.*

Apostoli prétend qu'en introduisant le courant électrique à l'intérieur même de la tumeur, on obtient une dégénérescence partielle qui, d'après M. Granville Bantock, peut devenir générale, *mais qu'il est impossible de contrôler,* de sorte que la malade est exposée à tous les dangers d'une gangrène de la tumeur.

Terminons par ces quelques mots du Dr Cornil : « L'histoire anatomo-pathologique du cancer de la matrice est encore très imparfaite, elle renferme de nombreux points obscurs ; elle est encore à faire. »

Notre méthode réussit-elle mieux que l'opération sanglante et que le traitement électrique? Nous n'hésitons pas à répondre : Oui ; si le cancer n'occupe que le col de la matrice, nous en obtenons une guérison complète, sans rechute, ainsi que peuvent l'attester un grand nombre de personnes qui ont bien voulu se confier entièrement à nous. Dans tous les autres cas, il y a encore guérison, mais lorsque la maladie n'a pas dépassé le second degré.

1° CANCER ENCÉPHALOÏDE

Ce cancer, appelé encore *fongus médullaire* (Maunoir), *carcinome mou* ou *spongieux* (Roux), *fongus hématode* (Hey), possède une trame fibreuse mince,

lâche et des masses de cellules volumineuses, sphériques où irrégulières, disposées sans ordre.

Comme au squirrhe, on lui connaît deux états : état
de *crudité* et état *de ramollissement*.

L'encéphaloïde cru est constitué par une tumeur volu-

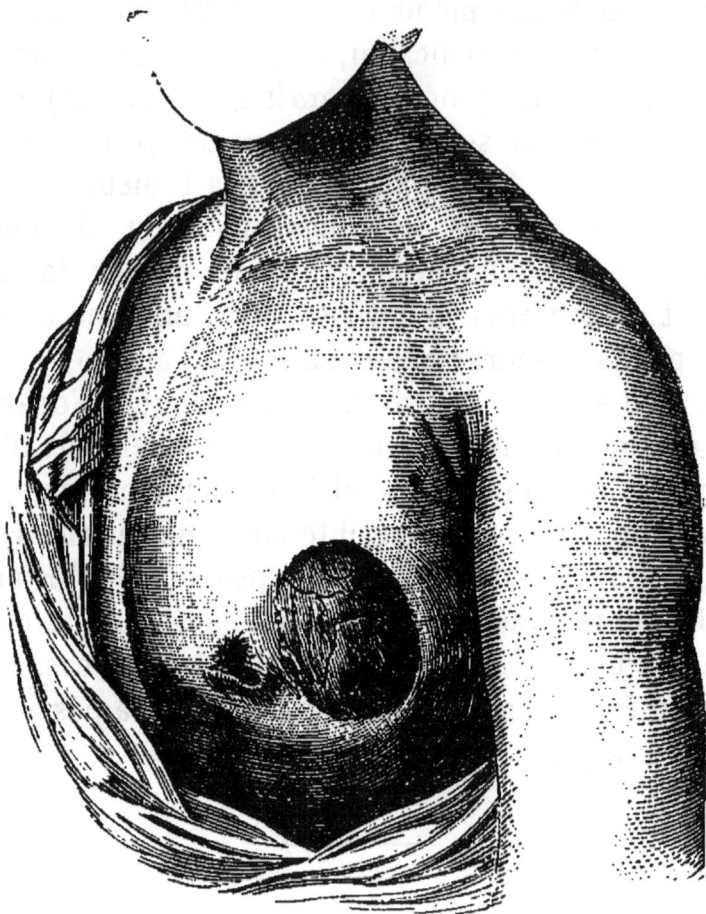

Fig. 9. — Cancer encéphaloïde du sein gauche.

mineuse, très molle, à marche rapide. Si on la coupe,
la section est homogène, semi-transparente. Par la pression ou le grattage, on en extrait, comme dans le
squirrhe, du *suc cancéreux*, mais avec beaucoup plus

d'abondance ; ce suc est d'un blanc-grisâtre, lactescent, se mêle facilement à l'eau et forme une émulsion avec ce liquide. Sa composition chimique n'est pas encore bien connue.

En vieillissant, l'encéphaloïde augmente de volume pendant que son tissu se ramollit (Fig. 9).

Mais ce ramollissement est très irrégulier ; ainsi tantôt il marche de la circonférence au centre, tantôt il va en sens inverse. Souvent même, la tumeur est ramollie en certains points, et à l'état de crudité en d'autres.

Contrairement à ce qui arrive pour le squirrhe, l'encéphaloïde renferme un grand nombre de vaisseaux.

D'après Broca, cette vascularité est proportionnelle à la quantité de cellules du cancer. Récamier et Cruveilhier ont étudié cette question avec le plus grand soin.

Une fois que l'encéphaloïde s'est établi en un point du corps, il commence par refouler les tissus voisins, puis, il contracte avec eux des adhérences, les envahit en entier, et les fait disparaître. La matière cancéreuse s'infiltre dans les interstices des tissus, augmente peu à peu de volume, et prend la place des éléments voisins qui ont été éliminés.

C'est dans le tissu cellulaire que le cancer fait le plus de progrès ; mais il est arrêté par le tissu fibreux. Aussi, la peau, les tendons, apportent-ils un obstacle infranchissable à son évolution. Dans les muscles, au contraire, l'infiltration est rapide, ainsi que dans le tissu osseux.

Cette marche n'est pas particulière au cancer encéphaloïde ; elle s'effectue de la même manière dans le squirrhe, quoique plus lentement, comme nous l'avons vu plus haut.

Quant aux douleurs, elles sont plus violentes que celles du squirrhe ; elles arrivent du troisième au sixième mois et deviennent rapidement très fortes.

Alors apparaissent souvent d'autres tumeurs, dans le foie, l'estomac (*cancers par infection*). A ce moment, le corps tout entier est au pouvoir du virus cancéreux : la peau prend une teinte *jaune-paille*, les extrémités et la face deviennent œdémateuses, les forces disparaissent, l'appétit, faible depuis longtemps, devient complètement nul, et la mort ne tarde pas à terminer cet état auquel on a donné le nom de *cachexie cancéreuse*.

Le cancer encéphaloïde peut s'attaquer à tous nos organes. On le rencontre particulièrement à la matrice, à l'anus, au sein, et, dans ce dernier organe, moins souvent toutefois que le squirrhe.

Ces deux sortes de tumeurs, l'encéphaloïde et le squirrhe, sont les plus terribles des tumeurs malignes.

On sait qu'ils récidivent très vite après l'opération, l'encéphaloïde surtout.

Exemple de guérison.

Encéphaloïde du sein. — Mme G..., 28 ans, habitant Dijon, de constitution robuste, de belle carnation et d'une force peu commune, est mère de deux enfants. Elle a perdu son mari, qu'elle adorait, des suites d'une phtisie qui le minait depuis longtemps ; aussi cette dame a-t-elle éprouvé de grands chagrins. Cet état moral a certainement influé sur l'organisme de Mme G... Il y a six mois environ, elle s'est aperçue de la présence d'une grosseur dans le sein gauche. Comme d'habitude, différents traitements lui ont été proposés : pommades de toutes sortes, iode, perchlorure de fer, ciguë, nombreuses cautérisations au nitrate d'argent, iodure de potassium, etc. Ce fut en vain : la tumeur grossissait toujours.

Lorsque je vis cette dame, l'encéphaloïde. avait le volume d'une tête d'adulte. Je jugeai nécessaire l'application des pansements que la malade, du reste, réclamait avec instance. Au cinquante-deuxième jour, le cancer, attaqué en son entier, se dessécha rapidement, grâce surtout à la forte constitution de Mme G. ., car ordinairement, la guérison de cette affection marche moins vite que celle du squirrhe. Aujourd'hui, cette dame a 36 ans ; elle se porte très bien, et ne se ressent nullement du mal terrible qui a failli l'emporter La guérison a donc été complète : le mal a été détruit jusque dans ses dernières racines, et le virus cancéreux a disparu entièrement.

2° SQUIRRHE OU CANCER SQUIRRHEUX

CANCER DU SEIN — CANCER DE LA MATRICE

Le squirrhe, ou cancer type, est caractérisé par sa consistance ferme ou même très dure. Si on l'examine au microscope, on y voit des travées fibreuses qui circonscrivent des alvéoles remplies de cellules libres nageant dans un liquide plus ou moins abondant.

On distingue deux périodes dans la marche du squirrhe : la période de *crudité* et celle de *ramollissement*.

A l'état de crudité, la tumeur est peu volumineuse. Quand le chirurgien la coupe, elle crie sous le scalpel la section ainsi produite est bleuâtre, transparente. Si on la comprime, on en fait sortir un suc plus ou moins abondant et laiteux, que Cruveilhier découvrit en 1827, et qu'il appela *ichor* ou *suc cancéreux*.

Ce suc contient une grande quantité de cellules en forme de raquettes.

Rarement le cancer est circonscrit. C'est une tumeur diffuse, sans membrane d'enveloppe : le plus souvent, il envoie dans l'épaisseur des tissus des prolongements blanchâtres, de véritables racines qui s'étendent fort loin et ont la forme de bandelettes fibreuses.

Il en résulte que le squirrhe est toujours confondu avec les parties constituantes de l'organe affecté : il fait, en quelque sorte, partie de l'organe malade.

Mais ces racines, qui se ramifient de toutes parts, le chirurgien ne peut les atteindre ; et laissées dans la plaie après l'opération, elles émettent de nouvelles pousses, et régénèrent bientôt un squirrhe dont la marche est plus rapide que celle du premier : c'est la récidive dans toute son horreur !

De tels inconvénients ne se présentent pas avec notre méthode : nos applications suivent les racines jusque dans leurs plus fines ramifications, et les désagrègent en même temps que la tumeur.

La récidive n'étant plus à craindre, la guérison est donc complète.

A la période de crudité succède *la période de ramollissement*. Cet état s'observe, tantôt à la périphérie, tantôt vers le centre. Le premier cas n'est, pour ainsi dire, qu'un faux ramollissement : les portions de nouvelle formation étant plus vasculaires, c'est-à-dire renfermant plus de vaisseaux, la tumeur n'est point aussi dure ; elle se rapproche alors, par son aspect extérieur, du cancer encéphaloïde dont nous parlerons plus loin.

Quant *au ramollissement central*, ou ramollisse-

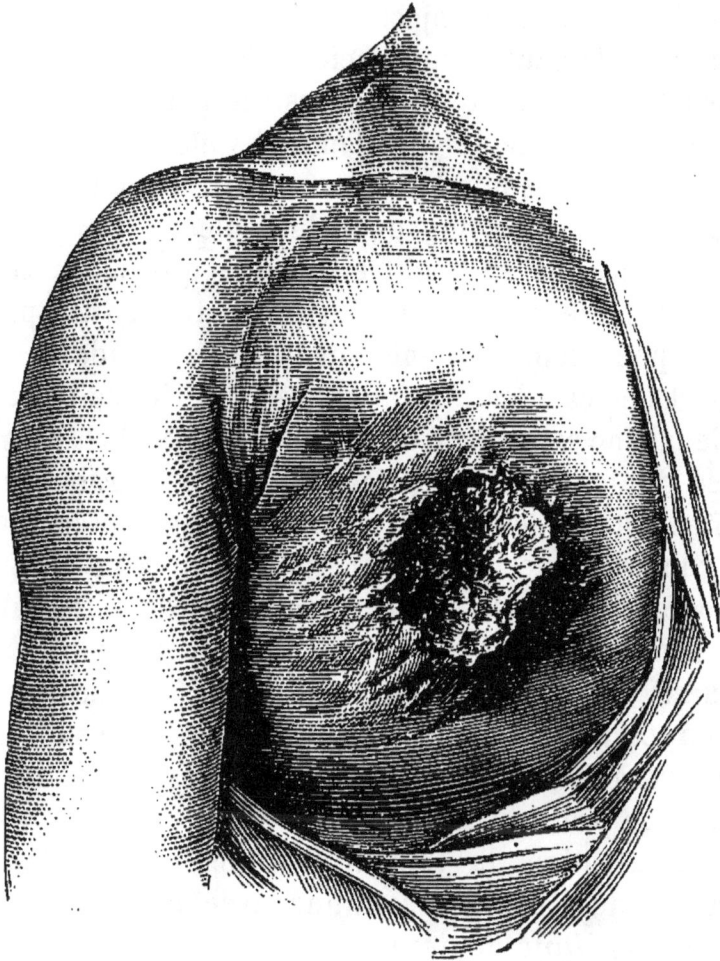

Fɪɢ. 10. — Squirrhe ulcéré du sein droit et noyaux développés à sa périphérie.

ment véritable du squirrhe, il offre un caractère tout spécial : il présente, à l'intérieur de sa masse, des cavités ou aréoles irrégulières, de formes très diverses, renfermant un suc visqueux qui ne tarde pas à prendre l'aspect gélatiniforme (Fig. 10).

Une autre particularité que présente le squirrhe, c'est qu'il ne contient aucun vaisseau à son intérieur.

Ce qu'on reconnaît en essayant d'en distendre les capillaires par une injection. On voit que l'on peut injecter seulement la superficie de la tumeur ; le liquide ne pénètre pas à l'intérieur. Nous verrons plus loin qu'il n'en est pas de même pour l'encéphaloïde.

La plupart des squirrhes peuvent exister depuis quelque temps sans être accompagnés de douleur ; et, en effet, les douleurs ne se manifestent que quand la peau du sein est prise et adhère au cancer. Il n'en est pas de même pour ceux qui ont une marche rapide. Dans la plupart des cas, les *douleurs lancinantes* se déclarent du deuxième au sixième mois de l'existence de la tumeur.

Ces douleurs, d'abord légères et comparables à des picotements, à des coups d'aiguille, augmentent peu à peu de fréquence et d'intensité. Enfin, à la troisième période, elles sont très fortes et souvent intolérables.

Il n'y a pas d'adhérence au début, mais plus tard apparaît sur le sein la peau d'orange (comme rugosité et non comme couleur). Les ganglions axillaires n'étaient pas engorgés non plus à la première période, mais plus tard ils se prennent.

A la palpation, la tumeur est non encapsulée ; elle offre une dureté qui se continue avec la glande mammaire *sans ligne de démarcation*.

Après s'être formée avec la peau en avant, l'adhérence se forme en arrière avec l'aponévrose du grand pectoral, et alors il faut savoir distinguer le carcinome du squirrhe atrophique de Velpeau qui occupe les deux mamelles, détermine l'atrophie des seins et va jusqu'à amener l'adhérence du grand pectoral en avant avec la peau.

La forme *en cuirasse* débute par l'atrophique. Le

squirrhe atteint la peau, peut se propager en faisant la ceinture à la colonne vertébrale et déterminer des médullites paralytiques.

Quand l'adhérence à la peau se forme, les ganglions axillaires se prennent ainsi que les sus-claviculaires ; puis, plus tard, se montrent les ulcérations de la peau, mais moins fréquemment que dans l'épithélioma.

Le mal continue sa marche progressive. Les ganglions (et peut-être une phlegmatia alba dolens), compriment la veine axillaire et déterminent l'œdème du bras et de l'avant-bras ; le plexus brachial comprimé également détermine des douleurs violentes.

En général, le squirrhe a une évolution qui dure deux à trois ans.

Ce cancer se montre aux seins, à la matrice, à l'estomac ; mais son siège de prédilection est le sein, et en particulier le sein gauche.

SQUIRRHE DU SEIN

Mme R. de C..., 42 ans, habitant la Normandie, possédait depuis environ deux ans, au sein gauche, une tumeur de la grosseur du poing qui lui occasionnait des élancements. Cette tumeur, localisée à la glande mammaire, lui était survenue, disait-elle, à la suite d'un engorgement de lait dont elle avait été atteinte en nourrissant son dernier enfant.

Avant de venir nous consulter, la malade s'était adressée à de nombreux médecins de la capitale. Les uns lui conseillèrent l'opération par le bistouri ; d'autres lui indiquèrent la cautérisation. Elle recula devant ces procédés violents dont l'idée seule la faisait frémir.

Elle se décida, au commencement de 1885, à exposer sa situation à un soi-disant spécialiste, à faux nom, qui, à gran l renfort de réclames, se vantait de guérir les tumeurs sans opération, par le seul secours de l'électrolyse Nul de nos lecteurs n'ignore, sans doute, que l'électricité peut bien décomposer l'eau, quelques sels et certaines combinaisons chimiques ; elle peut même être employée comme *adjuvant* pour faire *fondre* certaines tumeurs bénignes. Nous l'employons même journellement, à cet effet, à notre Institut médical ; mais de là à détruire le cancer, avec ses racines multiples, il y a un abîme. Aussi cette prétendue méthode de guérison des cancers par l'électrolyse est-elle une véritable flagornerie. En réalité, elle revient purement et simplement à la cautérisation par le thermocautère, ou fer rougi par la pile électrique.

Mme R. de C.., prévenue à temps, refusa de se présenter à la consultation de ce fameux empirique électriseur ; et, ayant appris le succès que nous obtenions depuis si longtemps par notre méthode expérimentale, elle vint nous consulter.

Après un examen attentif de la partie malade, nous reconnûmes sans peine l'existence d'un squirrhe assez avancé. Nous déclarâmes à la malade qu'il fallait agir sans plus tarder.

Cette dame, que les chirurgiens et les empiriques brûleurs avaient effrayée, n'hésita pas à se confier à nous. Dès la première application de nos pansements, les douleurs lancinantes disparurent : le dessèchement du squirrhe et de ses racines s'effectua en vingt-quatre jours, et le cancer fut complètement guéri en deux mois.

Aujourd'hui, Mme de R. C.., est encore bien portante ; le cancer n'a pas laissé de traces.

SQUIRRHE DE LA MATRICE

Mme F. D.., de Toulouse, mère de six enfants, avait été très affaiblie par des pertes blanches et surtout par deux fausses couches accompagnées d'hémorrhagies. Elle sentit, à l'âge de 48 ans, son ventre prendre en quelques mois, un développement marqué ; en même temps elle ressentait certains picotements dans la région du bas-ventre. Ces symptômes alarmants ne firent qu'augmenter pendant un mois ; puis vinrent des vomissements et un profond dégoût des aliments et surtout de la viande.

Bientôt des mucosités et des hémorrhagies se firent jour par le conduit vaginal, rares d'abord, puis de plus en plus abondantes. Aux picotements succédèrent des douleurs lancinantes, caractéristiques du cancer et qui se prolongèrent jusque dans la cuisse gauche.

La malade maigrissait à vue d'œil, et son moral était autant affecté que le physique : elle voyait la mort approcher à grands pas et ne se faisait aucune illusion sur la gravité de son état.

Après avoir consulté plusieurs docteurs, elle tomba, comme Mme R. de C., entre les mains d'un médecin électrisant, un de ces adeptes de la nouvelle école qui prétend guérir les cancers de la matrice par l'électricité. Certes, nous ne voulons pas médire ici de cette science qu'ont illustrée les Volta, les Ampère, les Rhumkorff, ni surtout de ses applications à la médecine et à la chirurgie ; mais nous savons par expérience, que les courants, tels qu'on les emploie actuellement, sont tout a fait impuissants pour guérir les tumeurs malignes.

Nous aussi, nous avons recours à l'électricité, mais comme complément indispensable de notre méthode. Seulement, au lieu d'employer les courants forts et discontinus, qui irritent et torturent inutilement, nous utilisons les courants continus, qui ne produisent aucune douleur, et dont nous constatons chaque jour les merveilleux résultats dans d'autres maladies que le squirrhe de la matrice.

Mme E. D.., ainsi que nous l'avons dit plus haut, se fit donc électriser ; mais les douleurs ne firent que croître ainsi que l'écoulement.

Désespérée, cette dame abandonna l'apôtre de l'électrolyse et, ayant entendu vanter notre méthode, elle vint nous trouver.

Les pansements furent introduits dans le conduit vaginal, et fixés sur la tumeur à l'aide d'un tampon. Petit à petit les douleurs diminuèrent, et le ventre commença, au bout de trente jours, à reprendre ses dimensions normales. Il n'y eut pas le moindre écoulement de pus. Le cancer subit une désagrégation lamellaire complète qui fut suivie, en quarante-huit jours, de l'entière guérison.

Cette dame vit encore aujourd'hui, six ans après avoir été traitée par notre méthode. Elle est en parfaite santé. Il est certain que si elle s'était laissé opérer, elle aurait vu, bien avant ces six années, le squirrhe reparaître.

3° CANCER MÉLANIQUE OU MÉLANOSE

CANCER MÉLANIQUE A L'ÉPAULE

Ce cancer qu'on appelle encore *mélané*, doit son nom à sa couleur noire (du grec μελας, noir). Cette coloration est due à une certaine quantité de pigment qui infiltre les éléments de la tumeur

Le cancer mélanique se présente ordinairement sous forme de masses arrondies, peu volumineuses et très-molles. Il laisse échapper un suc cancéreux assez abondant, d'un beau noir, et qui tache le papier comme l'encre de Chine. Quand un chirurgien le coupe, il offre l'aspect d'une truffe. Le suc mélanique, à part sa coloration, possède exactement les mêmes caractères microscopiques que celui de l'encéphaloïde.

Aussi a-t-on eu raison de ranger cette tumeur parmi les cancers.

Elle apparaît ordinairement dans l'œil, au sein, à la peau, et se répand dans tout le corps avec la plus grande facilité ; ce n'est pas rare de voir des individus atteints d'un nombre considérable de ces tumeurs.

Le mal débute par une tache d'un bleu violet, noire souvent, provoquant de faibles douleurs lancinantes.

Au fur et à mesure que la tache s'accroît, elle s'arrondit et prend bientôt la forme caractéristique d'une tumeur. Son sommet est noir, tandis que la base possède une teinte olivâtre.

C'est alors que devant le danger qui se manifeste ainsi avec ces caractères alarmants, le malade commence à s'inquiéter et appelle le médecin ; mais il est trop tard : ce ne sont pas des médicaments tels que l'iodure de potassium et l'emplâtre de ciguë qui pourront arrêter la marche envahissante de la tumeur.

Alors, apparaît au sommet une excoriation qui ne tarde pas à s'ulcérer : il s'en écoule un *ichor* grisâtre mêlé de sang. Quelquefois même surviennent de véritables hémorrhagies qui épuisent le malade et amènent sa mort. Cette terminaison fatale arrive même lorsqu'il n'y a pas eu ulcération.

Dans les dernières périodes de la maladie, les ganglions voisins de la tumeur sont engorgés.

Enfin, on cite des cas où la matière cancéreuse attaquait les os dans la substance desquels elle s'infiltrait en leur communiquant sa coloration.

Nos pansements agissent avec efficacité sur le cancer mélanique, et amènent la guérison des personnes qui en sont affectées.

Il ne faut pas confondre cette tumeur avec la *mélanose vraie* ou *tumeur pigmentaire,* assez rare chez l'homme. Elle n'est fréquente que chez les animaux, tels que le singe et le cheval.

On y rencontre, à l'intérieur, une quantité énorme de corpuscules noirs, avec quelques éléments fibro-plastiques ; mais le mal ne se propage pas, n'envahit nullement les ganglions ; en un mot, la mélanose vraie ne peut être confondue avec un cancer.

Exemple de guérison.

M. A. M..., meunier, âgé de trente-cinq ans, fut atteint à l'épaule d'une tumeur qui lui survint quelques mois

8

après s'être blessé en déchargeant un sac de farine. Il ne s'en aperçut que lorsqu'elle fût devenue de la grosseur d'une noix et qu'elle lui fit éprouver de petites douleurs. Il crut d'abord à une simple excroissance de chair et ne fit pas trop attention à la gêne qu'il en éprouvait.

Mais les douleurs augmentèrent peu à peu, et il se forma un second noyau à côté du premier.

Au moment où M. A. M... se rendit à notre Institut médical, au mois de septembre 1883, une troisième tumeur commençait à poindre.

Notre traitement fut appliqué sur les trois cancers à la fois, qui ne résistèrent pas longtemps à nos pansements. Il n'y eut aucun écoulement : le suc cancéreux *noir* se coagula, et les tumeurs disparurent en vingt-huit jours.

Outre ce traitement local, nous lui fîmes prendre un sirop dépuratif anti-cancéreux. Il en a pris pendant cinq mois.

Depuis cette époque, M. A. M... nous tient régulièrement au courant de sa santé. Non seulement les tumeurs n'ont pas reparu, mais, de plus, il n'en est pas survenu en d'autres points du corps ; et pourtant, s'il faut croire à l'existence d'un *tempérament cancéreux,* pourquoi, à *fort ori,* un cancer mélanique ne se serait-il pas formé ailleurs ?

Il est vrai que notre sirop anti-cancéreux y a mis bon ordre, en purifiant le sang.

4° CANCER COLLOÏDE

CANCER COLLOÏDE DU COL DE LA MATRICE

Cette espèce de cancer est de toutes celles qui donnent le plus matière à discussion. Ainsi, on l'a longtemps confondu avec le *myxome*, à cause de la substance qui le remplit et qui ressemble à de la gélatine ; de là aussi le nom de *cancer gélatiniforme*, que lui a donné Cruveilhier.

Une *matière colloïde*, plus ou moins épaisse, donne à la tumeur un aspect tout particulier, et lui imprime des caractères différents selon son abondance : ce qui fait que le cancer est tantôt opaque, tantôt diaphane. Il se rapproche de l'encéphaloïde par sa consistance molle.

La substance qui le remplit a l'apparence d'une gelée tremblotante, jaunâtre, quelquefois rosée quand il s'y est épanché une petite quantité de sang. Cette matière, que la pression fait sortir sous forme de masses irrégulières, ressemblant aux gelées de groseilles, est renfermée dans des cavités ou alvéoles nombreuses et qui communiquent entre elles.

Le cancer colloïde n'a pas de siège de prédilection ; on le trouve toutefois le plus souvent dans les parois du tube digestif et dans le péritoine ; M. Broca l'a observé dans l'épaisseur de la paroi du rectum ; Lebert dans le sein et dans les poumons. Nous en avons nous-mêmes soigné deux dans la glande mammaire et deux au col de la matrice.

En réalité, cette forme de cancer est peu fréquente.

La tumeur apparaît d'emblée avec ses principaux caractères ; c'est pourquoi le diagnostic est facile. Au fur et à mesure qu'elle se développe, elle suit une marche analogue à celle des espèces précédentes, avec des caractères à peu près identiques. Toutefois, lorsque l'infiltration est rapide, on remarque que la région du corps, qui est atteinte par la tumeur, conserve en partie sa structure ordinaire ; on voit des portions de tissu non encore envahies, rester saines au milieu de la masse cancéreuse.

Le cancer colloïde augmente de volume avec une grande rapidité ; mais il refoule les tissus sans les détruire ; il provoque peu de douleurs ; enfin, il a peu de tendance à l'ulcération.

Il constitue néanmoins un véritable cancer, car il infecte l'organisme tout entier, et amène rapidement la mort du malade.

Pour traiter les tumeurs colloïdes par notre méthode, nous appliquons nos pansements aussi bien sur la partie malade que sur la partie saine qui, comme nous venons de le dire, se trouve, sous forme d'îlots, au milieu de la masse morbide. Car ce tissu qui paraît sain, peut fort bien déjà être envahi par le principe du mal, et, si on ne le faisait disparaître entièrement, les bactéries cancéreuses qu'il renferme se développeraient ensuite avec la plus grande facilité, et reproduiraient la tumeur. Ce serait la récidive, et nous avons vu que souvent la récidive est plus terrible que la première apparition de la maladie.

Les chirurgiens refusent, ordinairement, d'opérer le cancer colloïde, précisément à cause de ces îlots de tissu sain qu'il leur faudrait aussi enlever, ce qui ferait une plaie énorme. Dans la plupart des cas, ils s'appuient sur ce que les souffrances sont faibles, pour rassurer le malade, et se gardent bien d'y toucher. Notre méthode, au contraire, fait disparaître la tumeur.

Exemple de guérison.

Cancer colloïde du col de la matrice. — Mme la comtesse de T., âgée de 68 ans, était atteinte depuis près de deux ans d'une tumeur gélatiniforme du col de la matrice. Ce cancer avait atteint un volume considérable, au point d'obstruer complètement le conduit vaginal. L'urine ne passait qu'avec peine et en produisant de cuisantes douleurs, jointes aux élancements causés par la tumeur. Il n'y avait pas ulcération. Nous reconnûmes parfaitement que nous avions à traiter un cancer colloïde d'un développement extraordinaire.

Nos pansements furent appliqués, avec le plus grand soin, à deux reprises différentes, et parvinrent à avoir raison du mal qui fut attaqué sur tous les points à la fois. Nous fûmes assez heureux pour en débarrasser complètement la malade qui, depuis un an, ne pouvait plus marcher et restait étendue toute la journée sur une chaise longue.

Au bout de dix-huit jours, Mme la comtesse de T. put se tenir debout pendant quelques instants, puis pendant quelques heures, enfin toute la journée ; et, malgré son âge assez avancé, elle peut aujourd'hui aller et venir comme autrefois. Il n'y a pas eu la moindre récidive : voilà cinq ans qu'elle a bien voulu se soumettre à notre traitement.

5° CANCER CHONDROÏDE OU ENCHONDROME

ENCHONDROME DES DOIGTS

Ce cancer qui fut longtemps confondu avec le carcinome, se développe dans le tissu spongieux des os sous la forme de petites masses opalines, fermes, offrant tous les caractères du tissu cartilagineux. Ces masses se transforment souvent en vastes poches kystiques d'un volume énorme, pouvant contenir jusqu'à trente litres d'un liquide transparent et inodore.

Parfois il se développe autour des os et il prend alors le nom de *périchondrome*.

L'enchondrome se rencontre surtout aux doigts de la main et du pied, principalement aux métacarpiens et aux métatarsiens, quelquefois aux membres, rarement aux os du crâne et du tronc.

Il y a aussi l'enchondrome des parties molles, mais il est beaucoup plus rare ; il se localise dans les glandes, surtout le parotide et la mamelle ; on l'a signalé aussi dans le poumon, le testicule.

Cette affection qui est peu répandue, n'est pas grave par elle-même ; lorsqu'elle siège aux doigts, elle amène cependant des déformations plus ou moins grandes. Mais il faut bien se garder de faire l'opération par le bistouri, car il y a toujours récidive ; de plus, comme dans la plupart des cas, tous les doigts d'une même main sont atteints de ces tumeurs, l'opération est très complexe.

L'enchondrome du sein a été longtemps nié par les

auteurs. Ainsi, Labbé affirme que « l'enchondrome vrai, pur ou mixte, ne se rencontre pas dans les mamelles de l'espèce humaine ; les tumeurs de ce genre, au contraire, sont extraordinairement fréquentes chez les chiennes. »

Le Dr Bougard, dans son remarquable ouvrage sur le cancer, s'étonne de l'affirmation de Labbé et affirme avoir observé plusieurs cas de ces sortes de tumeurs mammaires. Elles étaient formées presque entièrement de tissus osseux, le cartilage ne formant qu'une couche superficielle très mince.

A cette remarque du célèbre praticien, nous pouvons ajouter que nous avons été appelés à soigner deux enchondromes du sein. Nos pansements ont eu pour effet de détruire les tumeurs. A l'intérieur, nous avons parfaitement constaté l'existence de noyaux osseux et cartilagineux d'un certain volume. Nous en avons conservé cinq dont le plus grand a la grosseur d'une noix, et le plus petit celle d'un pois.

Quant aux enchondromes des doigts, notre méthode en a vite raison : nos pansements, en effet, peuvent s'appliquer, simultanément ou séparément, sur les doigts malades, et font disparaître les tumeurs.

Exemple de guérison.

Monsieur R. D., âgé de 19 ans, étudiant en droit près la Faculté de Paris, possédait, depuis longtemps, un enchondrome à la deuxième phalange du doigt annulaire de la main droite. Cette tumeur augmenta insensiblement de volume jusqu'au moment où, par sa présence, elle empêcha M. D. d'écrire. Il se décida alors à subir l'opération. Les chirurgiens consultés furent assez embarrassés : les uns déconseillaient l'opération par crainte d'accidents tétaniques ; les autres voulaient bien employer le bistouri, mais sans répondre de rien.

Les parents vinrent alors me consulter. Je leur affirmai que j'aurais raison de la tumeur s'ils voulaient bien me laisser employer ma Méthode. J'ajoutai que si l'on tardait davantage, la tumeur augmenterait encore et qu'on serait obligé de couper le doigt du jeune homme.

Alors, il n'y eut plus d'hésitation. On me laissa toute latitude. Je me mis de suite à l'œuvre. Le pansement Alliot fut appliqué sur chacun des doigts malades et fit disparaître le cancer.

6° CANCER OSTÉOÏDE OU OSTÉOME

CANCER OSTÉOÏDE DE LA CUISSE

Il s'attaque à l'os lui-même, surtout au fémur et aux os du bassin. Il peut, cependant, s'attaquer aux seins. Et même, dans ce dernier cas, la consistance de la tumeur est telle qu'on croirait le cancer entièrement constitué par un os véritable. Le plus souvent l'ossification ne s'étend pas dans toute la masse; on observe des poches formées par le tissu osseux à l'intérieur desquelles se trouve l'*ichor cancéreux* avec ses caractères spéciaux.

L'ostéome se développe avec rapidité; il emporte le malade en quelques mois. L'opération a été jusqu'ici complètement impuissante ; tous les sujets opérés ont vu leur mal récidiver et ont succombé en quelques mois.

Nous n'avons jusqu'à présent constaté que quatre cas de cancer ostéoïde qui tous ont pu être guéris par notre méthode. Celui qui a le plus résisté à nos pansements avait attaqué le fémur d'un vieillard de soixante-douze ans. Cette tumeur avait été opérée par un chirurgien qui, croyant avoir affaire à un abcès, l'avait ouvert d'un coup de bistouri ; mais, au lieu de pus, il n'était sorti que du sang et de l'ichor. La tumeur ne se referma pas, elle augmenta de volume, en même temps qu'elle devenait plus douloureuse. Le malheureux, se voyant condamné à une mort certaine, ne voulait plus prendre de nourriture et parlait de suicide, lorsqu'il apprit les succès que nous obtenions avec nos pansements. Il nous fit appeler : le cancer avait la grosseur d'une petite pomme. Nos applications réussirent au-delà de toute attente, et le mal disparut en neuf semaines.

7° CANCERS GLAUCOÏDES ET VILLEUX

CANCER VILLEUX DU RECTUM

Nous ne citons ici ces cancers que pour mémoire. Ils sont fort rares et ont encore été fort peu étudiés. Le premier se développe sur le crâne ; il est caractérisé par sa couleur verte qui lui doit son nom (du grec γλαυκος, vert).

Le cancer villeux apparaît surtout dans le rectum, la vessie, le péritoine. Il est constitué par une sorte de tige centrale sur laquelle se développent d'autres branches avec des bourgeons, ce qui le fait ressembler à un arbre ; de là, le nom de *dendritique* sous lequel on le désigne parfois (du grec δενδρον, arbre).

D'après le professeur Jaccoud, on a dû confondre avec le cancer villeux les productions papilliformes si communes qui se développent à la surface du cancroïde et celles qu'on peut trouver dans d'autres cancers malins.

Nous avons eu occasion de soigner par notre méthode sept cancers glaucoïdes et douze cancers villeux. Dans ces dix-neuf cas, notre traitement a amené une disparition complète de la tumeur.

Exemple de guérison.

Mme M. C..., âgée de 65 ans, est venue nous consulter au mois de mai 1885 ; elle se plaignait de vives souffrances qu'elle ressentait dans le rectum et qui rendaient la défécation si douloureuse que cette dame tombait en syncope chaque fois qu'elle allait à la selle.

L'exploration à la lumière électrique nous fit voir un cancer villeux situé assez haut dans le rectum, et parfaitement reconnaissable à son aspect arborescent. Il émettait des prolongements de tous côtés, de sorte qu'il ne pouvait être enlevé par le bistouri.

Sur les instances de la malade, une première application fut faite. Un grand soulagement en résulta. Un deuxième pansement fit tomber la tumeur avec toutes ses ramifications.

8° CANCER HÉTÉRADÉNIQUE

CANCER HÉTÉRADÉNIQUE A LA TÊTE

Cette variété assez rare de cancer, a été décrite par Ch. Robin. Elle ressemble un peu au sarcome ; mais l'examen microscopique, sa marche et sa terminaison, la rattachent au carcinome.

Il prend ordinairement la forme de petites masses lobulées, aplaties, entourées d'une trame celluleuse et vasculaire. Leur coupe offre à l'œil nu l'aspect glandulaire (Jamin).

D'après Robin, leur structure anatomique rappelle celle des glandes en *grappe*.

Le cancer hétéradénique affecte tout particulièrement les glandes ; aussi n'est-il pas rare de le voir attaquer les glandes du cuir chevelu. On l'observe aussi dans les muscles et dans les os. Il augmente rapidement de volume et donne souvent lieu, ainsi que l'a constaté Follin-Cornil, à des accidents analogues, sinon identiques avec ceux du cancer véritable.

Nous n'avons encore pu constater qu'un seul cancer de cette sorte : il s'était montré à la région occipitale, chez une dame âgée de trente-neuf ans. Lorsque cette personne vint nous consulter, elle souffrait, depuis cinq mois, de très vives douleurs, en tous points comparables à des coups d'épingle ; de plus, l'ulcère suppurait abondamment.

Comme c'était la première fois que nous traitions une tumeur hétéradénique, nous ne nous prononçâmes pas sur la certitude d'une guérison. Nous essayâmes pourtant notre méthode. Le traitement fut appliqué avec le plus grand soin, de manière à circonscrire le cancer et, à la grande satisfaction de la malade, ainsi qu'à la nôtre, il fut facile de constater que, pour ces tumeurs, comme pour toutes les autres, notre procédé est infaillible. Le mal ne résiste pas aux effets puissants de nos pansements ; car, depuis quatre ans, il n'a pas reparu.

ÉPITHÉLIOMAS, CANCROÏDE ET ULCÈRE RONGEANT

CANCROÏDE DES LÈVRES, DE LA FACE, DE LA LANGUE, DE L'OREILLE, DE LA MATRICE

Le cancroïde ou épithélioma est une des formes du cancer.

Ce cancer, l'une des manifestations les plus communes des tumeurs malignes, est connu sous un grand nombre de noms : *chancre malin, ulcère chancreux, cancer bâtard, épithélioma, cancer épithélial, chancre des fumeurs.* Citons aussi l'ancienne dénomination donnée autrefois à cette production morbide : *noli me tangere,* ne me touchez pas.

A proprement parler, ce n'est pas une tumeur véritable : il consiste essentiellement, au début, soit en une sorte de petite verrue qui picote et que l'on gratte ; elle grossit, se multiplie, s'étale en chou-fleur ; soit en un simple gonflement de l'épiderme qui bientôt se crevasse, se fendille, et se couvre de croûtes sèches, en même temps que l'ulcération s'étend et s'élargit de plus en plus.

Sa marche est sans cesse envahissante, aussi est-ce un véritable cancer, dans toute l'acception du mot.

Le cancroïde se rencontre sur la peau et sur les muqueuses. Les lèvres (Fig. 11), l'angle des paupières,

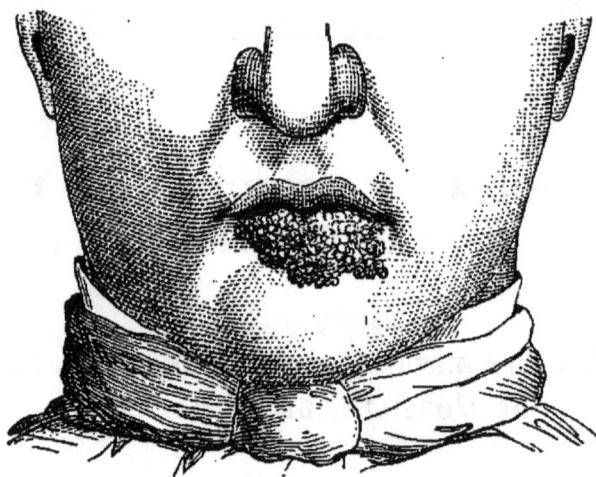

Fig. 11. — Épithélioma ou cancroïde de la lèvre inférieure.

la langue, les joues, la vulve, le gland, le nez, l'oreille, le prépuce sont ses sièges de prédilection. Il attaque même les organes, tels que les ganglions lymphatiques, l'estomac, le foie, les poumons, le col de la matrice.

Le cancroïde est un véritable cancer, avons-nous dit, cependant beaucoup de savants ont voulu le ranger parmi les tumeurs bénignes, en affirmant qu'il est susceptible de guérison *par les procédés chirurgicaux.* Cette assertion est fausse en tous points : le cancroïde disparaît bien après l'opération par le bistouri comme le chiendent disparaît sous la faulx du moissonneur, mais les racines restent et le mal repousse de plus belle ; son extirpation est, dans certains cas, plus facile à faire que celle du carcinome, mais *il y a toujours récidive.* Telle est, d'ailleurs, l'opinion de Laënnec, qui rattache les *tumeurs des téguments* aux formes squirrheuse et encéphaloïde ; de Hannover qui soutient que l'*épithélioma* récidive sur place ; de Robin qui, sous le nom d'*épithélioma,* embrasse l'encéphaloïde, le squirrhe et le cancroïde.

Au cours de la discussion académique de 1854, Velpeau combattit l'opinion qui consiste à regarder le cancroïde comme une affection bénigne ; et Virchow fit connaître trois faits de généralisation de tumeurs épithéliales.

Les études microscopiques ne firent faire, malheureusement, aucun pas à la question : dès 1838, Muller crut reconnaître des différences essentielles entre les cellules du cancer et celles du *noli me tangere.* D'après les micrographes actuels, les cellules du cancroïde, ainsi que leurs noyaux et leurs nucléoles, sont plus petites que celles du carcinome. Dans cette dernière catégorie de tumeurs, il y a souvent plusieurs noyaux dans une même cellule et le suc est plus abondant que dans les tumeurs épithéliales.

On a encore prétendu que le cancroïde affecte une marche très-lente, tandis que le cancer proprement dit affecte une marche rapide et enlève en cinq ou six ans au plus celui qui en est affecté. A cela, nous pouvons répondre que, s'il en est réellement ainsi dans la plupart des cas, nous pouvons citer des exemples de squirrhes et d'encéphaloïdes qui ont progressé pendant une d zaine d'années, et de cancroïdes qui, en deux ou trois ans, ont amené la mort du malade.

Enfin, disent ceux qui prétendent que l'épithélioma est une tumeur bénigne, cette affection amène rarement la cachexie. Nous contredisons encore cette assertion : le cancroïde amène la mort, non-seulement par voie indirecte, c'est-à-dire en empêchant le malade de manger ou de respirer, mais aussi directement par affaiblissement, par sa nature même, en empoisonnant tous les liquides de l'organisme.

Le cancroïde se rencontre sur la peau et sur les muqueuses.

Il peut prendre naissance dans le derme, c'est-à-dire dans la peau, ou dans les papilles du derme, ou enfin dans les glandes ; de là trois variétés particulières : *cancer papillaire* ou *papillome, cancer dermique, cancer glandulaire* ou *adénome*.

Cancroïde papillaire ou papillome. — C'est le plus fréquent ; il débute par une hypertrophie des papilles, et généralement alors il s'empare assez vite de toute l'épaisseur de la peau. Au point attaqué, la couche la plus extérieure ou épiderme se détache et laisse à découvert le derme constitué par une matière amorphe et granuleuse. Puis, apparaissent des cavités remplies d'une sanie fétide ; il ronge ensuite tous les tissus, même les os.

Cancroïde dermique. — Il se fait jour d'emblée dans l'épaisseur de la peau, mais n'est pas accompagné d'hypertrophie papillaire. Au début de l'affection, le derme est épaissi, d'un blanc mat et peu résistant. A l'intérieur, la matière granuleuse qu'il contient est parsemée de gouttelettes de graisse, puis enfin de pus.

Cancroïde glandulaire ou folliculaire. — On l'observe dans les glandes qui débouchent sur la peau : glandes sudoripares, glandes sébacées, et dans les follicules pileux ; il se développe à peu près de la même manière que les précédents.

Quelle que soit son origine, le cancroïde est toujours produit par une irritation quelconque qui s'est fait sentir pendant longtemps. Celui des lèvres et de la langue est dù fréquemment à l'usage du tabac, surtout s'il est fumé en cigarettes ou dans une pipe à tuyau court, vulgairement nommée brûle-gueule. Les rhumes de cerveau fréquents et peu soignés amènent celui du nez ; l'intempérance celui de l'estomac, les Anglais nous le prouvent ; l'abus des plaisirs sexuels le fait éclore à la vulve ou sur le col de la matrice.

Le cancroïde affecte la forme d'une petite tumeur mal circonscrite, ou d'une ulcération à base plus ou moins indurée. Sa couleur, assez variable, tire sur le rouge.

Il fait disparaître les divers tissus qui l'environnent, surtout le tissu cellulaire, mais il marche moins vite dans le tissu fibreux. Il s'enfonce progressivement, en émettant de longues racines, sous forme de traînées blanchâtres et jaunâtres. Aussi comprend-on facilement qu'il est impossible au chirurgien d'enlever complètement, par le bistouri, une tumeur de ce genre.

Veut-il tenter l'opération quand même ? Mal lui en prend, car, aussi profondément qu'il enfonce son couteau, il ne peut enlever les dernières racines, et le mal renaît en quelques semaines, plus développé que jamais.

Les racines du cancroïde suivent de préférence le parcours des vaisseaux sanguins ; en même temps elles en altèrent les parois, les ramollissent et les perforent, il en résulte des hémorrhagies. Les muscles sont envahis par l'*ulcère rongeur,* puis les nerfs et les os eux-mêmes.

C'est par cette marche en avant que l'épithélioma de

la lèvre inférieure gagne l'os de la mâchoire et finit par emporter toute la joue.

La tumeur cancroïdale peut, pendant longtemps, conserver l'apparence d'une simple saillie de la peau. Mais tout à coup elle prend une allure envahissante, surtout si celui qui en est atteint la gratte pour faire cesser les démangeaisons ; alors la croûte tombe, la tumeur augmente de volume, devient douloureuse au moindre frottement et s'ulcère.

Elle laisse écouler une faible quantité d'une humeur claire, de couleur roussâtre, caractéristique, qui se concrète sous forme de croûtes inégales.

Le fond de l'ulcère n'est pas une surface plane ; il possède des creux profonds remplis assez souvent d'une matière blanche, semblable à de la crème. Ses bords sont un peu relevés et parsemés de bourgeons charnus.

C'est à leur face extérieure que se produisent ces croûtes provenant de la dessiccation de l'humeur sanieuse qui a coulé sur les parties voisines. Le malade est toujours tenté d'enlever ces croûtes. Il ressent des fourmillements fort incommodes qui le forcent à se gratter sans cesse ; de la sorte, il ne fait qu'augmenter l'étendue de son mal.

En peu de temps, le liquide de l'ulcère cancroïdal acquiert une odeur fétide, analogue à celle des tumeurs squirrheuses et encéphaloïdes, c'est du véritable *ichor* cancéreux. La tumeur s'étend de plus en plus en surface et en profondeur ; alors arrivent les hémorrhagies graves.

Le cancroïde n'exerce pas tout d'abord de réaction fâcheuse sur l'économie ; le mal est tout à fait local ; mais au bout d'une période de temps très variable, rarement de plusieurs années, souvent d'un an ou deux, ou même de quelques mois seulement, l'ulcération marchant de proche en proche, comme nous l'avons déjà dit, envahit tout.

Fréquemment des cancroïdes qui ont cheminé au début avec une extrême lenteur prennent brusquement un rapide accroissement ; ce qui se produit toujours si on excite le mal en le touchant ou en y appliquant un de ces remèdes tant vantés par le charlatanisme.

Le malade finit par succomber soit au progrès de l'ulcération, soit par infection générale.

La mort est quelquefois hâtée par les troubles spéciaux dépendant du siège de l'ulcération : si la lèvre inférieure est détruite dans une grande étendue, de manière à mettre à découvert les conduits salivaires, l'écoulement continuel de la salive au dehors amène un affaiblissement graduel dont les conséquences sont promptement funestes. Un cancroïde de l'œsophage peut faire mourir de faim avant que la lésion soit fort avancée.

Enfin, des hémorrhagies et l'érysipèle peuvent emporter le patient en quelques jours.

C'est surtout au début de la tumeur, alors qu'elle ne se présente encore que sous la forme d'un petit bouton, qu'il faut s'en occuper ; et pourtant, beaucoup de chirurgiens sont d'avis qu'on doit opérer alors seulement que l'affection devient menaçante. Nous leur répondrons que si on laisse la maladie s'étendre jusqu'aux ganglions et aux os, la guérison sera impossible *par les procédés chirurgicaux*.

Deux procédés sont actuellement suivis pour le traitement de l'épithélioma : 1° l'extirpation par l'instrument tranchant ; 2° la cautérisation.

Nous avons déjà condamné l'opération qui, il est vrai, enlève la tumeur, mais laisse les racines profondes dans les chairs Ces racines, oubliées par le couteau, donnent, bientôt naissance à un nouveau cancroïde qui se développe avec plus de violence que le précédent.

Quant à la cautérisation, on ne peut l'appliquer qu'au début de la tumeur. Si ce mal est trop avancé, on n'y peut rien par ce procédé, car, surtout si on emploie les caustiques, on opère trop lentement « Il faut, dit Henteaux, pour enlever le cancroïde, désorganiser d'un seul coup tous les tissus malades ; et si on se borne à détruire une partie du mal, l'affection qui jusque-là avait progressé avec une lenteur extrême, prend une marche beaucoup plus rapide. »

Ledran n'avait pas beaucoup plus de confiance : « Les caustiques, dit-il, sont une arme à double tranchant ; bien ou mal administrés, ils conduisent le cancroïde à une heureuse fin, ou le rendent plus rebelle. » -

Notre méthode agit très rapidement : elle désagrège la tumeur par couches successives, avec une précision toute mathématique, et jusque dans ses prolongements les plus reculés. Tout ce qui était mauvais est complètement desséché, sans la moindre effusion de sang.

Exemples de guérison.

1° **Cancroïde de la lèvre inférieure.** — Mme A. C..., de Marseille, fut atteinte, au mois d'août 1884, d'un cancroïde de la lèvre inférieure Lorsqu'elle se décida à se faire opérer, la tumeur avait le volume d'une noisette. L'enlèvement fut exécuté par un de nos plus habiles chirurgiens ; mais la récidive ne tarda pas à se montrer avec une marche rapide : il y eut bientôt envahissement de toute la lèvre inférieure, engorgement de tous les ganglions lymphatiques du cou, inflammation de la langue et des amygdales.

Lorsque cette personne vint nous trouver, il était grand temps ; elle ne pouvait presque plus ouvrir la bouche ; elle était réduite à se nourrir de liquides qu'elle s'introduisait dans la cavité buccale au moyen d'un tube en argent.

La malade fut immédiatement soumise à notre traitement; l'inflammation et les engorgements diminuèrent en quelques jours, ce qui lui permit, en prenant des aliments solides, de récupérer une partie de ses forces. Ce fut seulement alors que nous attaquâmes le mal lui-même, avec le plus grand succès. La guérison ne tarda pas, et elle s'est maintenue jusqu'ici.

2° Cancroïde ou Epithélioma de la face. — Mlle T. C..., de Tarbes, âgée de 27 ans, avait à la joue, depuis dix ans, une pustule qui se transforma en une plaie. Cette plaie se couvrait de croûtes jaunâtres, se guérissait, puis se rouvrait alternativement, et plusieurs fois dans le courant de l'année. Un soir, en se mettant au lit, Mlle T. C... arracha, par hasard, la croûte qui s'était formée ; depuis ce moment, la plaie envenimée ne voulut plus se refermer, malgré toutes les drogues employées : perchlorure de fer, nitrate d'argent, eau phéniquée. Elle fit même des progrès plus rapides en s'étendant et en s'approfondissant de jour en jour, en même temps apparurent de violents maux de tête, avec douleurs tellement fortes et lancinantes qu'elles empêchaient la malade de dormir.

Lorsque Mlle T. C... vint nous consulter, la plaie était tout à fait de nature cancéreuse, elle avait une largeur de quatre centimètres et une longueur de six. Sa forme était celle d'un sillon profond à bords épais et déchiquetés ; à l'intérieur, on voyait des fongosités de mauvaise nature, d'où sortait un pus épais et roussâtre, répandant une odeur infecte.

Notre traitement fut alors appliqué. Après quoi, des pansements méthodiques procurèrent à l'infortunée un soulagement sensible. Pour la première fois, depuis deux mois, elle put dormir tranquillement. Notre traitement fit merveille : il opéra si bien, qu'au bout de vingt-huit jours tout ce qui était ulcéré avait repris son aspect naturel. La plaie se ferma et ne laissa plus qu'une cicatrice molle qui se raffermit en peu de temps.

Mlle T. C... était enthousiasmée d'un pareil succès ; non seulement nous l'avions guérie d'une infirmité repoussante, nous lui avions de plus sauvé la vie ; car le cancroïde, abandonné à lui-même, aurait peu à peu emporté toute la figure, et la pauvre enfant serait morte dans d'épouvantables douleurs.

3° **Cancroïde de la langue.** — Au mois de décembre 1879, j'avais été appelé auprès d'une dame atteinte d'un cancer au sein. Cette dame fut guérie après l'application de notre méthode, et nous l'avions perdue de vue, quand, deux ans après, elle vint nous trouver pour nous prier d'aller voir son père, vieillard de soixante-douze ans, fumeur enragé, qui, depuis quelques semaines, souffrait d'une sorte de petit bouton à la langue (Fig. 12).

Après un rapide examen, je reconnais un épithélioma naissant, et je propose de le traiter suivant mes principes. Le malade et la dame acceptent, et nous tombons d'accord pour le lendemain.

Mais des influences étrangères intervinrent, et on me fit dire de ne pas me déranger ; je me doutais de ce qui allait se passer : un chirurgien fit l'opération. Trois

mois après, le mal reparaissait et devenait rapidement
inquiétant.

La dame vint alors me trouver, et me supplia d'appliquer ma méthode, me jurant que cette fois on m'é-
couterait et que l'on me laisserait libre d'agir comme je
l'entendrais.

« Depuis deux semaines, me dit-elle, mon pauvre père
ne peut presque plus manger ; avec de grandes difficultés, on parvient à lui faire avaler un peu de lait
bouilli et de vin au moyen d'une pipette que l'on intro-

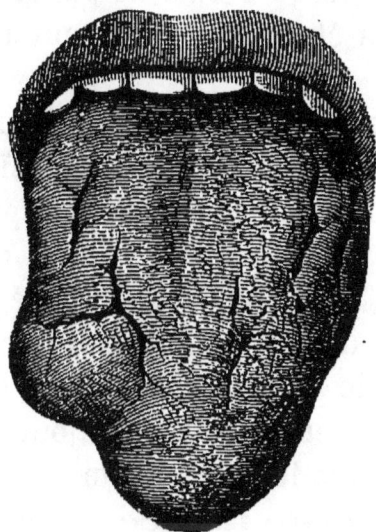

Fig. 12. — Cancer de la langue.

duit dans sa bouche. Enfin, il est sans forces, ne parle
plus et il appelle la mort. »

Je me rends de suite auprès du vieillard : Je constate
que la langue est prodigieusement enflée : elle remplit
toute la cavité buccale, empêchant la parole et le passage
des aliments solides. Après avoir soulevé la langue avec
les plus grandes précautions, j'aperçois à la face inférieure, un cancroïde arrondi de quatre centimètres de
diamètre, qui suppure et répand tout autour du malade

une odeur insupportable. Les ganglions sublinguaux sont engorgés, ainsi que les glandes du cou et de la face. Le pauvre homme est dans le plus triste état ; certainement il n'a plus huit jours à vivre. Il faut pourtant tout faire, peut-être pas pour le sauver, mais au moins pour calmer ses douleurs et lui procurer une douce agonie.

Après avoir nettoyé la bouche avec le plus grand soin, je procède au pansement selon ma méthode et avec des précautions infinies.

Dès le lendemain, un mieux sensible se manifeste : on commence à remarquer chez le patient des signes évidents d'un bien-être relatif ; il peut articuler quelques paroles.

Peu à peu, mes applications continuent leur marche curative. En quelques jours, le cancroïde se désagrège, l'inflammation diminue et la langue reprend son volume normal En deux mois, toute trace cancéreuse avait disparu ; seules, les glandes restèrent légèrement enflées.

Le malade était réellement sauvé grâce à nos soins ; dépeindre sa joie et celle de sa fille est chose impossible. Il est entièrement remis, aujourd'hui, et dit à qui veut l'entendre que le Dr Alliot lui a sauvé la vie.

4° **Cancroïde de la face.** — M. V. N..., professeur de philosophie dans un des grands lycées de Paris, était atteint, depuis 1882, d'un cancroïde de la face qui prit surtout un grand développement en 1887, et l'empêcha dès lors de continuer ses cours.

Le 15 octobre 1888, je fus appelé auprès du malade. Je vois un homme maigre, pâle, ne pouvant plus se tenir debout. La plus grande partie de la figure est recouverte d'un immense épithélioma, remontant d'une part sur le front, et de l'autre s'étendant jusqu'au menton, et occupant une partie de la joue droite.

Depuis un an, le professeur ne mange presque plus rien. C'est à peine si on peut lui introduire dans la bouche des éléments liquides, potages, lait, purées, au moyen d'un tube d'argent, et après avoir soulevé la tumeur qui obstrue l'orifice buccal.

La faiblesse qui résulte de cette faible alimentation est encore accrue par de fréquentes hémorrhagies qu'on a beaucoup de peine à arrêter. Enfin, le malade, usé par une vie de travail excessif, est devenu vieux avant l'âge,

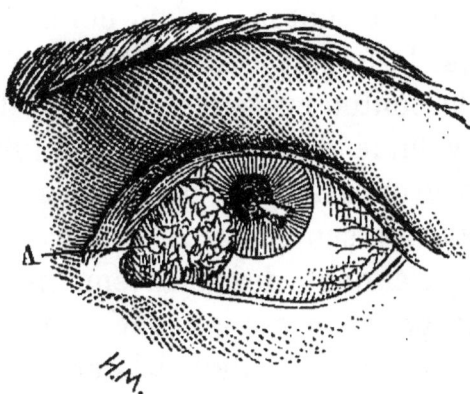

Fig. 13. — Cancer de l'œil.

et bien qu'il n'ait que 62 ans on lui en donnerait 80.

La famille de M. N..., en me faisant appeler, avait obéi aux pressantes sollicitations d'un ami qui avait entendu parler des succès de ma méthode ; mais, je dois l'avouer, on se montrait incrédule, et on ne me témoignait qu'une confiance très relative. Moi-même, en présence de l'état faible du malheureux, et à la première vue du cancroïde, j'eus un moment d'hésitation. Pourtant, lorsque j'eus examiné la tumeur, je reconnus qu'elle n'adhérait à la face que par un pédicule assez faible, implanté sur l'os nasal droit; un petit cancer se voyait aussi dans l'angle de l'œil gauche (Fig. 13).

J'appliquai immédiatement ma méthode ; dès le lendemain, les hémorrhagies cessèrent et le malade ressentit du bien-être. En vingt jours, l'ulcère rongeant désorganisé fit place à une plaie de bonne nature, de trois cen'imètres seulement de large, qui se cicatrisa rapidement ; le cancer de l'œil avait disparu. La guérison était complète.

5° Cancroïde ulcéré de l'oreille. — Le malade, âgé de 52 ans, était atteint d'un cancroïde ulcéré de l'oreille gauche depuis dix-huit mois. Il avait commencé par un petit bouton qui lui donnait des démangeaisons et qui le forçait à se gratter.

Peu à peu le bouton grossit, et, au bout de six mois, il atteignait le volume d'une amande. Au fur et à mesure que le bouton grossissait, les douleurs augmentaient et se répandaient non-seulement dans l'oreille, mais aussi dans la tête ; c'étaient des élancements à ne plus y tenir. Il était obligé d'y appliquer la main parce qu'il lui semblait que sa tête allait éclater, et, chaque nuit, les souffrances étaient plus vives encore.

Vers le huitième mois il vit plusieurs médecins qui lui appliquèrent des remèdes qui mirent le mal à vif ; mais, dans cet état, le cancroïde ne fit qu'empirer. Bientôt la moitié de l'oreille fut rongée.

Il coulait du cancroïde ulcéré un liquide roussâtre, d'odeur nauséabonde ; la plaie continua de se fendiller et bourgeonna en formant un chou-fleur.

Enfin, le malade vint me trouver et je le soumis immédiatement à ma méthode. Peu à peu le mal se dessécha, et, en six semaines, jour pour jour, il fut radicalement guéri.

Il y a aujourd'hui trois ans que la cicatrisation s'est opérée et il n'y a pas de récidive. L'oreille, dont il manque bien entendu un morceau, est complètement guérie, ainsi qu'une glande que le malade avait au cou.

Nous sommes fier de ce brillant résultat et nous mettons au défi les chirurgiens les plus habiles de nous en citer un pareil, obtenu par le couteau.

TUMEURS DU SEIN

Comment les reconnaît-on ?

CANCER DU SEIN

La glande mammaire est chez la femme l'organe de prédilection pour les tumeurs. Elles y sont nombreuses et variées : cela est-il dû à ce que cet organe, superficiellement placé, est exposé aux traumatismes, ou bien est-ce sa qualité d'organe de nutrition qui lui donne cette propriété de laisser pousser les tumeurs dans ses tissus?

Certaines tumeurs y éclosent plus souvent que d'autres. Voici, par ordre de fréquence, la liste des tumeurs que l'on peut rencontrer dans un sein :

1º Carcinome ou cancer ;

2º Epithélioma ;

3º Sarcome ;

4º Adénome ;

5· Fibrome ;

6º Kyste ;

7º Myxome ;

8º Mammite.

Nous allons donner aux personnes, non versées dans le diagnostic médical, quelques explications qui leur permettront de reconnaître une tumeur du sein.

Disons d'abord qu'il faut se méfier des tumeurs qui n'existent pas. Eh ! oui, il arrive parfois que certaines malades, à l'imagination maladive, viennent consulter le médecin pour lui dire qu'elles ont une tumeur dans le sein, alors même qu'il n'y a rien. Il est facile de les détromper ; en effet, si on palpe le sein, *en appuyant d'avant en arrière,* la main ne sent pas de tumeur ; en déprimant le sein davantage, la main arrive à la poitrine et ne rencontre que les côtes.

Maintenant comment reconnaît-on les tumeurs ?

1º *Chez un adolescent de 18 à 20 ans,* trouve-t-on dans un sein une tumeur mollasse, petite, douloureuse à la pression, bien isolable : *c'est un adénome.*

2º *Chez un adolescent du même âge,* trouve-t-on une tumeur petite, bosselée, isolable, dure, indolore à la pression : *c'est un fibrome*

3º *Chez une femme de 30 à 45 ans,* trouve-t-on une tumeur à développement rapide, mollasse, volumineuse, avec ganglions engorgés dans l'aisselle, donnant des élancements et des douleurs, avec hérédité dérivant du père ou de la mère, venue à la suite d'un coup (comme cause occasionnelle) : *c'est un cancer mou* ou *carcinome encéphaloïde.*

4º *Chez une femme du même âge,* trouve-t-on une tumeur dure, peu volumineuse, adhérente à la peau qui présente la sensation rugueuse d'une peau d'orange, ganglions engorgés, mamelon rétracté : *c'est un carcinome squirrheux.*

5º *Chez une femme du même âge,* trouve-t-on une petite tumeur dure, bosselée, à développement et ulcération rapides ; en le pressant on fait sourdre du liquide par le mamelon : *c'est un épithélioma.*

6º *Chez une femme du même âge,* trouve-t-on une

tumeur assez volumineuse, bosselée, grosse comme une orange, à développement assez rapide : *c'est un sarcome.* Si le développement est très rapide et la tumeur grosse et molle : *c'est un sarcome encéphaloïde.*

7° *Chez la femme à l'état puerpéral,* on doit penser au phlegmon, abcès ou mammite.

8° *Chez une femme dont la tumeur fluctue : c'est un kyste.*

CANCER DU SEIN

Nous avons dit plus haut que toutes les tumeurs avaient été constatées au sein. La moindre influence, physique ou morale, a un immense retentissement dans cet organe si important.

Les tumeurs débutent par la formation d'une grosseur plus ou moins mobile, provoquant parfois des élancements comparables à une piqûre d'aiguille.

Nous ne parlerons pas ici des tumeurs bénignes ; nous les avons décrites plus haut. Mais nous pouvons nous étendre un peu sur le cancer du sein.

C'est un mal très fréquent. Il envahit de préférence le sein gauche, rarement le droit ; parfois cependant, nous l'avons vu attaquer les deux seins à la fois Il se développe surtout de trente à cinquante ans. Toutefois, nous pouvons citer le cas d'une jeune fille de treize ans qui fut atteinte d'un cancer encéphaloïde, à la suite d'un coup très violent reçu en pleine poitrine.

Le cancer squirrheux se présente sous la forme d'une tumeur dure, bosselée, inégale, adhérente aux tissus voisins ; la peau devient rugueuse et dure comme une peau d'orange.

Au premier coup d'œil, un observateur quelque peu exercé reconnaît, à l'aspect particulier du sein, la maladie grave à laquelle il a affaire : la teinte violacée de la peau au niveau de la tumeur, la rétraction du mamelon, les douleurs lancinantes sont, pour lui, trois signes positifs qui ne sauraient le tromper.

Si on palpe un sein cancéreux, on constate que la consistance de la tumeur varie depuis l'élasticité du caoutchouc jusqu'à la dureté d'une bille de bois.

Il arrive que le sein atteint de cancer n'est pas déformé ; d'autrefois il est, au contraire, tout racorni. Ce dernier état se présente chaque fois que la tumeur débute par la peau ; celle-ci paraît alors tannée, comme si une portion de cuir ferme avait pris sa place. Cette transformation gagne de proche en proche, s'étendant vers la poitrine et vers l'aisselle ; de telle sorte que, au bout d'un certain temps, les téguments sont transformés en une véritable cuirasse.

A une période plus avancée, le cancer du sein s'ulcère et devient une plaie dévorante, affreuse à voir, qui sécrète quantité d'humeurs d'odeur repoussante. Les ganglions lymphatiques de l'aisselle s'engorgent pour donner lieu à des glandes plus ou moins volumineuses. Il y a des fourmillements dans le bras du côté malade qui s'œdématie.

Le mal rongeur attaque les côtes, le sternum et tend même à perforer la poitrine.

La malade maigrit ; son teint devient terreux ; l'appétit diminue, les digestions s'altèrent ; le dévoiement survient ; et la mort, une mort, faut-il le dire, bien souvent attendue comme une délivrance, met fin à des souffrances terribles.

Le plus souvent les femmes ne découvrent leur
maladie que par hasard, en se touchant le sein ; car il
existe au début une petite dureté qui n'occasionne pas de
douleur. C'est quand, plus tard, la tumeur augmente de
volume, devient plus douloureuse au toucher, et cause
des élancements de plus en plus violents, que le mal ne
laisse plus de doute sur sa nature.

Ainsi donc, que l'on se tienne pour averti, comme
d'une chose hors de toute contestation, que lorsqu'une
tumeur dure, insensible à la pression, existe dans un
sein depuis plus d'un an, et qu'il y survient tout à coup

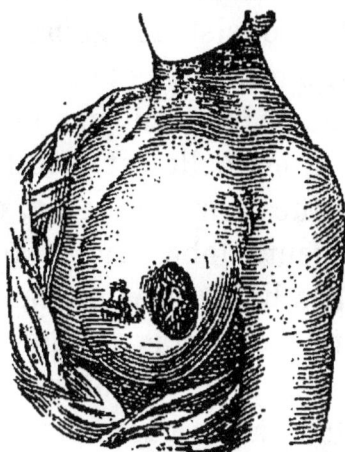

Fig. 14. — Cancer encéphaloïde du sein.

des élancements douloureux, instantanés, comparables
à des coups d'aiguilles, on peut être assuré qu'une telle
tumeur est cancéreuse.

Comme nous l'avons déjà vu, c'est surtout le squirrhe
qui attaque le sein ; l'encéphaloïde de la mamelle est
heureusement moins fréquent (Fig. 14).

Arrivé à la période de cachexie, le cancer finit par
entraîner la mort, qui survient après une longue suite
de souffrances. Cette terminaison funeste est habituellement le résultat des progrès du mal ; dans l'encépha-

loïde elle arrive souvent aussi à la suite d'hémorrhagies abondantes et répétées.

On a vu pourtant, et ce sont là des cas très rares, des cancers du sein éprouver, dans leur marche envahissante, des temps d'arrêt. Il est déjà arrivé que la tumeur se mortifiait, se gangrénait et se détachait en plusieurs morceaux, pour laisser la place nette.

Il est très important de ne pas confondre le cancer du sein avec les tumeurs dont nous avons parlé déjà, comme les *lipomes*; ni avec celles que nous décrivons sous le nom d'*adénomes* et de *kystes*.

Les *lipomes* présentent, au sein, leurs caractères ordinaires, et ne consistent guère qu'en bosselures molles, indolores, d'un volume peu considérable, ne s'ulcérant jamais et ne provoquant pas la moindre douleur.

L'*adénome* de la mamelle est mobile, n'adhère pas à la peau, présente une forme arrondie, est ordinairement constitué par plusieurs lobes que le toucher fait facilement distinguer des bosselures du cancer.

Les *kystes* enfin sont plus ou moins arrondis, durs, globuleux, et acquièrent avec lenteur, une élasticité particulière et une fluctuation caractéristique.

Beaucoup de dames s'effrayent de l'apparition au cours de l'allaitement ou même quelques jours après leurs couches, d'un durcissement du sein, qu'elles confondent avec une tumeur cancéreuse. C'est simplement un *galactocèle* ou engorgement de l'une ou l'autre mamelle, surtout chez les femmes qui ont trop de lait ou qui ne l'ont pas fait soigneusement passer. Le sein durcit, se gonfle et l'on sent bientôt sous la peau la présence d'un liquide assez épais.

C'est une véritable tumeur qui finit par s'ouvrir et donne lieu à une fistule. Cette fistule laisse écouler, quelquefois pendant des années entières, des gouttes de lait, et ne se ferme qu'avec la plus grande difficulté, à moins d'être traitée d'une façon toute spéciale.

Il nous reste à exposer comment nous traitons les tumeurs du sein. Nos pansements agissent sur les tumeurs bénignes avec rapidité, et le plus grand succès nous est toujours acquis : comme nous l'avons déjà dit, les principes actifs de nos médicaments s'infiltrent dans le tissu morbide, atrophient les artères et les veines qui le nourrissent, de sorte qu'un *premier résultat* est obtenu : la tumeur n'ayant plus d'adhérence avec les tissus voisins, ne peut plus s'accroître. *Deuxième résultat :* les principes actifs continuent leur œuvre, font disparaître le mal lui-même par une série de *désagrégations lamellaires*. Le temps nécessaire au traitement varie, bien entendu, suivant la nature et le volume de la tumeur cancéreuse, l'âge et le tempérament de la malade.

Il en est de même pour les tumeurs malignes, à leur début. Et, à ce sujet, nous ne saurions trop engager les personnes à venir nous trouver, dès qu'elles ressentent au sein des élancements. Elles doivent aussi éviter les coups sur cet organe : on a vu bien des cancers tirer leur origine de chocs quelquefois très faibles, et ne se développer que plusieurs années après.

Nos pansements sont employés avec succès contre les cancers du sein arrivés à la première ou à la deuxième période. Seulement, on comprend que dans celle-ci, le traitement doit avoir une plus longue durée : il faut, en effet : 1° faire disparaître les racines les plus éloignées qui ont pénétré dans le corps, quelquefois à une grande profondeur ; 2° faire subir à la tumeur elle-même la série des désagrégations lamellaires qui doivent l'anéantir ; 3° enfin, donner à l'organisme un traitement fortifiant et dépurateur qui nous aide beaucoup dans la lutte entreprise contre le virus cancéreux. Il faut, qu'on ne l'oublie point, débarrasser le corps de tout germe de mauvaise nature ; autrement, la malade, épuisée depuis longtemps, se laisse pour ainsi dire envahir de plus en plus par la maladie, et, si le traitement sort vainqueur, la guérison ne peut être qu'apparente : la tumeur renaît. C'est cette récidive qu'il faut à tout prix éviter, et nous y parvenons en suivant de point en point ce traitement triple qui nous a réussi un très grand nombre de fois, et qui nous a valu la grande réputation dont jouit actuellement notre Institut médical.

Lorsque le cancer est arrivé à la troisième période, nous calmons la douleur par des applications souvent renouvelées, en même temps que nous prolongeons la vie de l'infortunée malade. C'est là tout ce que nous pouvons faire. Aussi, engageons-nous vivement les personnes atteintes de cancers du sein à ne point tarder à se faire soigner. Elles doivent songer qu'un jour d'attente leur fait perdre plusieurs mois d'existence. La troisième période arrive vite, et alors, si on ne s'est pas présenté chez l'homme de l'art, il n'est plus temps.

HÉMORRHOÏDES

HÉMORRHOÏDES EXTERNES — HÉMORRHOÏDES INTERNES

On entend par hémorrhoïdes des tumeurs sanguines, sujettes aux hémorrhagies, constituées par la dilatation permanente des veines du rectum. Ce sont des varices développées dans le rectum ou au voisinage immédiat de l'anus.

Connues dès la plus haute antiquité, elles ont toujours été une maladie très répandue. De nos jours, cette affection est encore plus commune. Et pourtant, c'est une de celles dont l'histoire médicale est la moins avancée. On dirait que l'on a eu peur d'écrire sur ce sujet ; peut-être ce silence tient-il à ce préjugé encore si répandu qu'il est dangereux de toucher aux hémorrhoïdes !

On étudie deux classes d'hémorrhoïdes :

1° *Les hémorrhoïdes externes ;*
2° *Les hémorrhoïdes internes.*

Les premières occupent l'ouverture de l'anus lui-même ; les secondes siègent à l'intérieur du rectum et au-dessus du sphincter. Elles sont causées par la dilatation des veines hémorrhoïdaires.

Ce sont ces veines qui traversent les fibres musculaires des sphincters comme à travers des boutonnières. Et quand ces muscles ne sont pas de bonne humeur, ils serrent leurs boutonnières, étranglent les veines qui n'ont même pas de valvules pour se défendre contre le sang qui les distend outre mesure. Alors, les veines se gonflent au-dessous des sphincters, perdent leur contractilité et deviennent des hémorrhoïdes.

Qu'elles soient externes ou internes, les hémorrhoïdes sont presque toujours héréditaires ; aussi, n'est-il pas rare de voir les membres d'une même famille atteints de cette affection. Interrogez un hémorrhoïdaire, il vous dira bien souvent que son père souffrait aussi d'hémorrhoïdes.

Mais il y a aussi d'autres causes : en premier lieu,

l'âge mûr et la vieillesse. A cette époque, les maladies du ventre ne font qu'augmenter par suite surtout de l'abus des liqueurs fortes, du tabac, de la bonne chère et de la vie sédentaire.

La position assise, les travaux de bureau, une vie inactive favorisent la production et le développement des hémorrhoïdes. Aussi ne saurait-on trop recommander aux magistrats, professeurs, hommes de lettres et aux employés qui passent une grande partie de leur journée ployés sur leurs livres, à écrire debout plutôt qu'assis et à faire ensuite une longue promenade qui dégourdira leurs membres et activera la circulation du sang. Notre grand poète national, V. Hugo, nous en a donné un exemple : *il écrivait toujours debout sur un pupitre très élevé.*

Nous faisons la même recommandation aux femmes qui passent sur une chaise une partie de leur existence à des travaux de couture et autres. La position assise, longtemps continuée, amène une congestion de la région anale.

Il ne faut pourtant pas tomber dans l'excès inverse et croire qu'il est nécessaire de marcher beaucoup pour prévenir les hémorrhoïdes ; car cette affection arrive aussi à la suite des marches forcées. Tout le monde sait que les militaires, les chasseurs, les conducteurs de locomotives, y sont fort sujets.

Une autre cause des hémorrhoïdes est la constipation. Les matières fécales, en s'accumulant dans le rectum, déterminent la turgescence des veines de l'intestin et s'opposent à l'ascension du sang. De plus, cet état de pression est encore augmenté par les efforts que fait le sujet pour aller à la selle : de sorte que les veines anales se gonflent de plus en plus et finissent par se distendre outre mesure et arrivent même à éclater un beau jour.

Certaines hémorrhoïdes sont symptomatiques d'une maladie du foie ; elles sont dues alors à une gêne dans la circulation de la veineporte ; on sait, en effet, que la veineporte reçoit le sang des veines hémorrhoïdales supérieures qu'elle est chargée de porter au foie ; mais, si cet organe est congestionné, la porte ne peut recevoir ce sang, les veines hémorrhoïdales se gonflent, se gorgent de sang au point de se dilater, de perdre leur élasticité et de former peu à peu des hémorrhoïdes.

Citons enfin comme cause des hémorrhoïdes, les excès vénériens, une alimentation trop riche, trop succulente, trop azotée, l'équitation trop prolongée, la grossesse, l'introduction dans le tube digestif de corps étrangers, tels que des noyaux de fruits, les aliments mal digérés, l'abus du tabac et des purgatifs drastiques, les pilules purgatives à l'aloës.

La femme est moins sujette aux hémorrhoïdes que l'homme, quoi qu'en disent certains professeurs de la Faculté de Paris. Les auteurs expliquent cette espèce d'immunité en faisant remarquer la corrélation qui existe entre le flux menstruel et les hémorrhoïdes ; ainsi l'apparition de ces dernières coïncide souvent avec un trouble ou la disparition des règles. D'ailleurs, c'est surtout vers la ménopause (l'âge critique), que les hémorrhoïdes apparaissent chez la femme.

Disons aussi qu'on y est plus sujet dans les climats froids et dans les climats chauds que dans les climats tempérés. Ce qui s'explique par l'usage, souvent immodéré, dans les pays froids, de liqueurs fortes, et dans les pays chauds, par l'abus des condiments.

L'Orient, la Grèce et l'Egypte sont les pays par excellence des hémorrhoïdes.

Les hémorrhoïdes n'apparaissent pas brusquement, débutent par un malaise général, par des maux de tête. On éprouve une grande gêne vers l'anus, une sensation de pesanteur qui s'étend parfois jusqu'au périnée, avec accompagnement de démangeaisons qui deviennent rapidement douloureuses ; enfin, on ressent de fréquentes envies d'aller à la selle.

Si le malade satisfait à cette envie, il éprouve des souffrances atroces : les matières dures ne peuvent être expulsées qu'à l'aide de violents efforts ; dans leur trajet, ce sont ces matières qui dilatent l'intestin, dont elles déchirent les parois, et écrasent les tumeurs hémorrhoïdales qui bouchent leur passage. Il en résulte un écoulement sanguin que l'on a vu prendre les caractères d'une hémorrhagie grave, et des ulcérations.

Il y a, d'ailleurs, deux choses à considérer dans le mal hémorrhoïdal : 1° les écoulements (sanguins ou purulents) ; 2° les tumeurs, bourrelets, excroissances.

L'écoulement sanguin a lieu, comme nous venons de le voir, à la suite de selles douloureuses ; d'autres fois, les tumeurs après avoir gonflé pendant 2, 3 ou 4 jours, se dissipent graduellement, ou bien éclatent et donnent lieu à une hémorrhagie. Cette hémorrhagie procure un grand soulagement, mais en affaiblissant le malade ; elle met fin, pour quelques jours, aux atroces douleurs du patient. Aussi attend-il toujours sa crise avec impatience et la considère-t-il comme un remède à ses maux. Quelle illusion !

C'est pour cela qu'on a cru pendant longtemps que le flux anal était absolument nécessaire à la santé. Cette opinion est exagérée. Un écoulement régulier, périodique, mais peu abondant, n'est point, il est vrai, tout à fait inutile, chez certaines personnes exposées à de

10

plus graves congestions vers d'autres organes. Chez les femmes, il supplée souvent aux règles passagèrement ou définitivement supprimées ; enfin, il diminue, dans une proportion plus ou moins grande, le malaise, la gêne et les trop vives douleurs que font éprouver les bourrelets hémorrhoïdaux gonflés parfois jusqu'à rendre la défécation non seulement très douloureuse, mais même impossible.

Mais, souvent, l'hémorrhagie est abondante et répétée; elle provoque alors une anémie et un épuisement qu'il est du devoir du médecin de combattre le plus rapidement possible; autrement le malade, épuisé par de nombreuses pertes de sang, par la constipation et par le manque d'appétit, devient d'une maigreur extrême ; il arrive vite au dernier degré de l'affaiblissement et finit par succomber.

Outre l'écoulement sanguin, il faut considérer certains suintements purulents, fréquents surtout chez les vieillards, et qui constituent un liquide d'un blanc plus ou moins jaunâtre, filant, fétide.

Ces écoulements rendent les défécations si douloureuses que ces pauvres malades évitent de se présenter au cabinet pendant quatre jours, et parfois davantage, dans l'appréhension du supplice qui les attend. Les pertes qu'ils éprouvent sont si abondantes qu'ils sont obligés de se garnir.

Ces écoulements proviennent d'ulcères, de fissures, d'étranglements de la muqueuse rectale enflammée. L'extrémité de l'intestin se rétrécit, s'indure dans sa forme annulaire, et dégénère en cancer, toutes les fois que le tempérament de l'hémorrhoïdaire est saturé de cette tare.

Nous avons dit plus haut que l'on distingue deux classes

d'hémorrhoïdes : 1° *les externes* ; 2° *les internes*. Les hémorrhoïdes externes se présentent à l'anus sous l'aspect d'un petit bourrelet. Au lieu d'un bourrelet, il y en

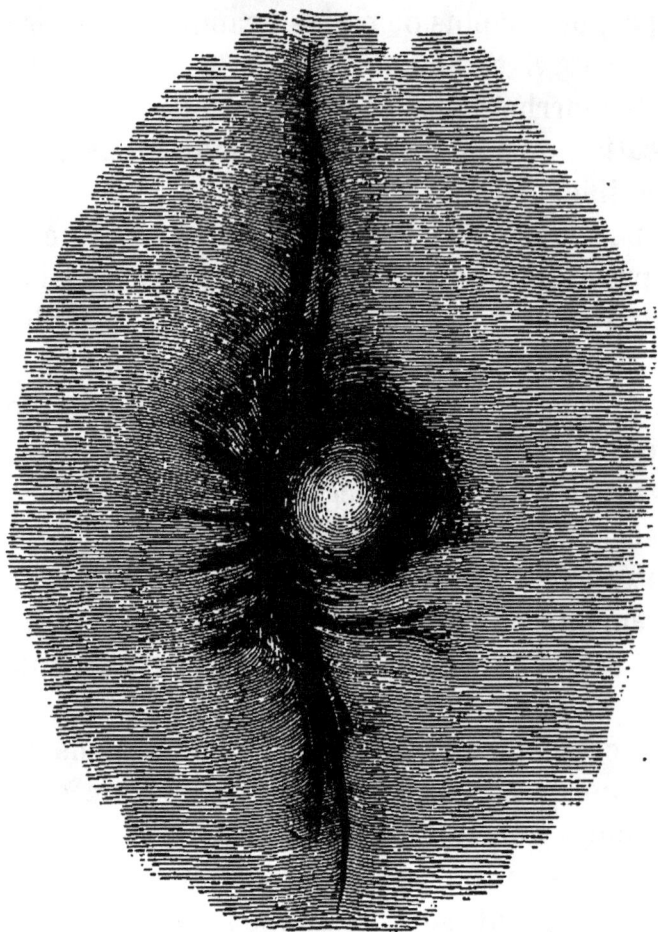

Fig 15. — Hémorrhoïde enflammée.

a parfois plusieurs, de sorte que l'orifice anal peut en être couvert.

Le petit bourrelet est dur, tendu, violacé en dedans, doulqureux si l'hémorrhoïde est en fluxion (Fig. 15). La coloration est plus pâle, si l'hémorrhoïde est ancienne, et alors son tissu est flasque : c'est une *marisque*.

Parfois on sent des points durs dans les tumeurs

anales : ce sont les hémorrhoïdes externes indurées. Ceci arrive chez les vieillards et dénote souvent la présence du squirrhe.

Les hémorrhoïdes internes sortent ou ne sortent pas pendant la défécation. Quand elles sortent et sont réductibles, le malade parvient à les faire rentrer à l'aide du doigt ; il éprouve alors une vive douleur. Plus tard il arrive que le malade ne peut plus faire rentrer son bourrelet hémorrhoïdaire après ses selles, qu'en deux ou trois heures ; les douleurs sont alors des plus cuisantes.

Dans certains cas, la tumeur hémorrhoïdaire ne peut même plus rentrer du tout ; la douleur est épouvantable et il semble au malheureux malade qu'on lui écrase l'anus avec des pinces en fer. C'est l'hémorrhoïde étranglée qui devient brune, puis noire et finalement se gangrène.

Tous les moyens employés jusqu'ici pour combattre les hémorrhoïdes ont eu peu de succès. Il y a d'abord les traitements anodins qui ne guérissent pas, et ne provoquent guère de soulagements ; en tous cas, ils ne font pas de mal. Tels sont les cônes et les pommades à l'hamamelis.

Il y a encore les caustiques : la potasse ou la soude caustique, le nitrate d'argent, dont l'application est très douloureuse et qui, de plus, amènent ordinairement la mort par résorption purulente. Nous repoussons ces moyens.

Enfin, les chirurgiens se sont mis de la partie et ont imaginé tout un arsenal d'instruments et un monde de procédés parmi lesquels les plus usités sont : la cautérisation au fer rouge ou par l'électricité, l'incision, l'excision, la ligature, la compression, l'écrasement linéaire. Ces mots seuls font frémir, et rien qu'en lisant leur énumération, on se représente l'opérateur armé, se préparant à la sanglante ablation.

Les inconvénients de ces opérations, les douleurs qu'elles provoquent, et surtout leur non-réussite presque toujours certaine, devraient les faire repousser ; malheureusemment le patient, entièrement entre les mains de celui qu'il croit être son sauveur, s'abandonne à lui et se laisse opérer. Heureux encore s'il résiste à l'épuisement provoqué par la perte de son sang qui accompagne la plupart des procédés employés ! heureux s'il ne succombe pas à la résorption purulente ou aux érysipèles qui en sont souvent la suite !

Notre méthode, plus humaine, fait disparaître facilement les hémorrhoïdes, et en débarrasse à jamais ceux qui en sont affligés. Elle est d'une application très simple, et permet au malade de continuer à vaquer à ses occupations. Enfin, elle amène rapidement la guérison.

Elle comprend les traitements des hémorrhoïdes internes et externes (Fig. 16).

Une médication spéciale, d'une douceur à la portée des tempéraments les plus sensibles et d'une efficacité à toute épreuve, donne aux malades des guérisons complètes et sans récidives possibles.

Un traitement local est appliqué sur les parois des veines dilatées, sur les bourrelets hémorrhagiques et douloureux. Il resserre les vaisseaux, enraye les hémorrhagies, calme les douleurs et rend aux veines leur calibre primitif et leur tonicité.

Le muscle sphincter qui étrangle souvent, dans ses fibres racornies, les canaux des veines hémorrhoïdales, reprend son élasticité sous l'influence de nos applications et permet aux veines de se débarrasser de leur étranglement et de conduire alors facilement le sang vers les parties supérieures du tronc.

Lorsque les hémorrhoïdes ne sont pas primitives et sont occasionnées par des obstacles qui gênent le cours

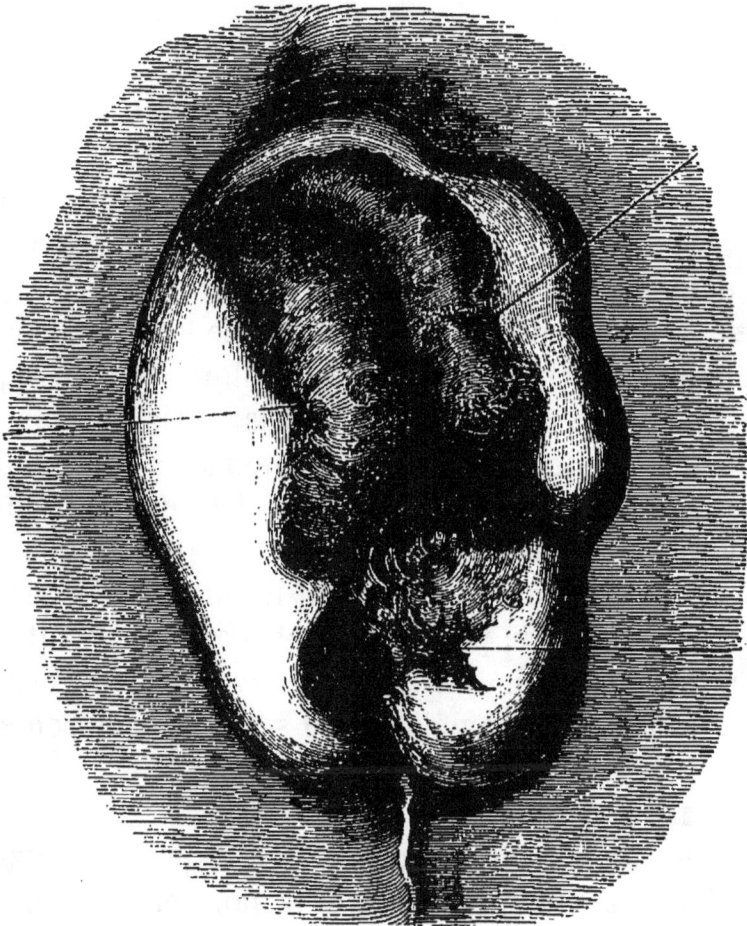

Fig. 16. — Hémorrhoïdes internes et externes.

du sang, comme les rétro-versions de la matrice, les tumeurs du bassin, du rectum, de la vessie, les congestions du foie et autres organes, nous instituons le traitement spécial qui a trait à ces maladies.

Nous conseillons à tous les hémorrhoïdaires d'éviter

les excès de table, le coït, de s'abstenir des liqueurs fortes, de faire un exercice modéré, prendre une alimentation rafraîchissante et d'employer journellement des petits remèdes laxatifs contre la constipation.

Exemples de guérison.

1° **Hémorrhoïdes externes.** — M. C. de L..., âgé de 48 ans, rentier à Bruxelles, souffrait, depuis cinq ans, d'hémorrhoïdes externes ulcérées, très grosses, très douloureuses, qui lui occasionnaient de fortes douleurs à l'anus, quand il allait à la selle, et saignaient abondamment. On lui avait déjà appliqué des caustiques sur ses hémorrhoïdes. Il avait pris, mais en vain, un grand nombre de purgatifs et de pommades qui n'avaient servi qu'à aggraver ses souffrances. Lorsqu'il eût appris que je possédais une méthode spéciale pour la guérison d'affections du genre de celle dont il souffrait, il s'adressa à moi et il suivit de point en point mon traitement, prit les médicaments indiqués et vit avec plaisir, dès les premiers jours, une amélioration sensible dans son état. Au bout de neuf semaines, il était guéri.

2° **Hémorrhoïdes internes.** — M. J. D.., entrepreneur à Paris, 57 ans, portait depuis une dizaine d'années des hémorrhoïdes qui le faisaient souffrir par la constipation qu'elles occasionnaient. Doué d'un fort tempérament, il supportait la douleur avec assez d'énergie ; il faisait même peu d'attention à son mal, quand, il y a deux ans, les hémorrhoïdes augmentèrent rapidement de volume et formèrent un bourrelet qui sortait chaque fois qu'il allait à la selle ; il souffrait alors horriblement et perdait beaucoup de sang Il put d'abord

les réduire facilement ; puis, cette réduction, de plus en
plus douloureuse, devint impossible. Il se décida à venir
me consulter. Mes applications amenèrent un soulagement immédiat ; au bout de vingt jours de traitement,
M. D... ne ressentait plus la moindre douleur, la constipation fut vaincue, et il continua de se faire soigner
jusqu'à ce qu'il fut entièrement délivré des hémorrhoïdes
qui l'avaient tant fait souffrir.

FISTULES A L'ANUS ET FISSURE ANALE

On désigne sous le nom de fistules à l'anus des trajets
sinueux, en zig-zag, sorte de tunnels creusés dans les
chairs, et qui s'ouvrent tantôt sur la peau qui entoure
l'anus, tantôt dans le rectum.

Ces trajets, rarement simples, affectent des divisions
multiples, curvilignes, que l'on peut comparer à des
dessins bizarres, semblables à certaines lettres de l'al-
phabet ; de sorte qu'on leur donne des noms qui rap-
pellent leur forme ; ainsi il y a des fistules en I, d'autres
en V, d'autres en Y (Fig. 17).

On ne doit pas confondre la fistule à l'anus avec la
fissure. Celle-ci est une simple ulcération de la muqueuse
anale, mais elle est le siège d'une douleur atroce, avec
des crises horriblement douloureuses, 20 à 30 minutes
après la défécation. Alors, le malade a une sensation de
brûlure terrible comparée à celle que produirait un fer
rouge dans l'anus, sensation de constriction et d'arra-

chement affreux ; la crise peut durer dix heures, et certains malades souffrent tellement qu'ils cherchent à se détruire au milieu d'un accès. Nous traitons aussi les fissures.

La fistule, au contraire, ne provoque jamais des douleurs aussi violentes.

Les fistules se forment à la suite d'un abcès de la

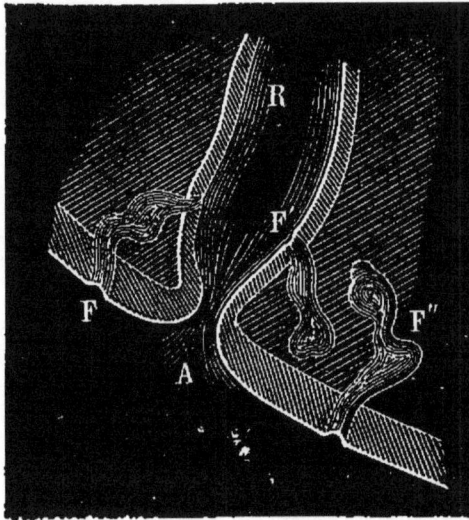

FIG. 17. — Fistules à l'anus.

A. Anus.
R. Rectum.
F. Fistule complète, c'est-à-dire pourvue de deux orifices et d'un trajet intermédiaire.
F' Fistule borgne interne.
F'' Fistule borgne externe, c'est-à-dire s'ouvrant à l'extérieur.

marge de l'anus, s'ouvrant seul ou percé par un chirurgien. Elles se rencontrent plus souvent chez l'homme que chez la femme, chez l'adulte que chez l'enfant et le vieillard. On peut dire que tantôt elles frappent des individus jouissant d'une bonne santé habituelle, et tantôt des tuberculeux avérés ou en puissance. Les hémorrhoïdaires, entre autres, en sont souvent atteints.

Les fistules à l'anus se divisent en trois variétés :

1º Tantôt la fistule s'ouvre à la fois à la peau et dans le rectum : *C'est la fistule complète.*

2º Tantôt la fistule ne s'ouvre qu'à la peau ; du côté du rectum elle est fermée et forme un cul-de-sac : *C'est la fistule borgne externe.*

3º Tantôt la fistule n'a qu'un orifice rectal : *C'est la fistule borgne interne.*

On voit souvent des fistules ordinaires, négligées, présenter plusieurs orifices extérieurs. Il s'agit, dans ces cas, d'une grande dévastation de l'espace ischio-rectal. Les fistules sont alors entourées de callosités, dont l'épaisseur peut aller jusqu'à produire un rétrécissement du rectum.

Les fistules suppurent généralement très peu, mais n'en forment pas moins une infirmité répugnante, car la chemise porte des traces de l'affection. Il y a des démangeaisons et une humidité de la région anale surtout ennuyeuses pendant la marche et pendant l'été. Certains malades vivent avec cela, et n'en semblent pas gênés ; d'autres demandent à en être débarrassés ; ce qui se conçoit facilement, surtout à cause des complications qui viennent toujours se greffer, un jour ou l'autre, sur un terrain aussi bien préparé.

La plupart des chirurgiens, après avoir essayé inutilement la cautérisation au nitrate d'argent, ou les injections de teinture d'iode, traitent les fistules par une véritable opération ; ils emploient l'instrument tranchant, le thermo-cautère ou le fer rouge.

Par notre méthode, au contraire, aucune douleur n'est à craindre ; la guérison est obtenue en quelques jours, et sans qu'il s'écoule la moindre goutte de sang. De plus, le malade n'est pas obligé de garder le lit ni d'interrompre ses occupations.

Exemples de guérison.

Mme E. M..., âgée de 40 ans, atteinte d'une fistule borgne externe, survenue à la suite d'un abcès ouvert par le bistouri, est venue nous trouver, en octobre 1889 ; elle ne voulait plus se confier à son chirurgien, d'autant plus qu'elle avait vu une de ses amies, atteinte elle aussi d'une fistule, qui avait été opérée sans résultat. Après un mois de traitement par notre méthode, cette dame fut guérie.

M. A. de R..., officier de cavalerie en retraite, 64 ans, avait une fistule complète très profonde par laquelle passaient les matières fécales. Nous l'avons guéri en deux mois.

Mme X... souffrait cruellement d'une fistule interne, développée au milieu d'hémorrhoïdes très douloureuses. Déjà opérée deux fois, elle a été guérie en sept semaines par l'emploi de ma méthode.

FISTULES DE LA GLANDE LACRYMALE

Les inflammations de la glande lacrymale qui, le plus souvent, sont chroniques, déterminent son gonflement et un abcès qui contient beaucoup de pus. La peau perce bientôt et le pus s'échappe d'une ouverture qui ne tend pas à se fermer, parce que les larmes y coulent en même temps : cette ouverture porte le nom de *fistule lacrymale.*

Cette maladie se développe surtout chez les personnes qui ont le canal nasal oblitéré par une malformation, ou par une inflammation du nez. Les kératites, conjonctivites accompagnées d'un larmoiement considérable, la déterminent souvent.

Une fois déclarée, la fistule laisse couler du pus mélangé de larmes sur les joues et n'a aucune tendance à se fermer.

Les oculistes mettent des mois et des années pour guérir cette affection et n'y arrivent pas toujours, même en faisant des opérations répétées.

Par notre méthode, nous guérissons les fistules lacrymales dans un laps de temps qui ne dépasse jamais deux mois, à condition que nous ayons le malade entre les mains pour lui appliquer nous-même nos pansements chaque jour.

FISTULES DENTAIRES

Il arrive chez des personnes qui ont une dent gâtée dont il ne reste plus que la racine, qu'une inflammation se déclare dans l'alvéole dentaire. Cette inflammation a reçu le nom de : *périostite alvéolo-dentaire.*

Mal soignée, la périostite envahit le maxillaire qui se nécrose à son tour. Puis un abcès apparaît sur la joue ; il perce et laisse à la place un conduit fistuleux qui ne veut plus se cicatriser. De là, des écoulements de pus continuels, malgré les plus grands soins de propreté.

A force de jeter, le pus enflamme l'orifice extérieur et des chairs mollasses, rouges vineuses, s'y développent bientôt. Les unes sont grosses comme des fraises ; nous en avons vu qui étaient de la longueur d'un doigt.

Notre méthode guérit sans opération les fistules dentaires ; des pansements appropriés conduisent vite à l'oblitération de la fistule et à sa disparition complète.

FISTULES VÉSICO-VAGINALES, FISTULES RECTO-VAGINALES

Ces fistules sont consécutives, soit à un abcès de la cloison, soit à la déchirure des cloisons du vagin du côté de la vessie, ou du côté du rectum. Elles se manifestent à la suite d'un accouchement laborieux, lorsque la cloison est lacérée par la tête de l'enfant, ou par le forceps.

Le cancer amène aussi les fistules en rongeant la cloison vaginale, la paroi du rectum, et parfois aussi, la vessie ; de là : *fistule vésico-recto-vaginale.*

Dans la *fistule vésico-vaginale*, l'urine s'écoule par le vagin ; et ceci ne peut laisser de doute sur l'existence d'une semblable infirmité.

Dans la *fistule recto-vaginale*, les gaz, les matières stercorales s'échappent par le vagin ; rien de plus triste à voir qu'une semblable affection.

Les chirurgiens emploient la cautérisation, la suture, l'autoplastie. Mais ces moyens n'ont donné que des résultats imparfaits.

Notre traitement est plus sûr et toujours efficace ; mais il importe que les malades viennent se faire panser en notre Institut médical.

MALADIES DU RECTUM

ÉPITHÉLIOMAS. — POLYPES. — RÉTRÉCISSEMENTS.

Les tumeurs cancéreuses ont des organes de prédilection différents chez l'homme et chez la femme.

Chez l'homme, le cancer se développe surtout dans le rectum, à l'estomac, et sur la langue ; chez la femme, il se montre de préférence à la matrice et au sein.

Le cancer du rectum et de l'anus est certainement l'affection la plus horrible qui puisse frapper l'homme ; et, bien souvent, il en est atteint, sans s'en douter, surtout au début, prenant son mal pour de simples hémorrhoïdes Ce cancer est l'*épithélioma cylindrique* au rectum et l'*épithélioma lobulé* à l'anus.

Plus tard, une constipation obstinée, des hémorrhagies, des douleurs lancinantes, des ulcérations à l'anus, un amaigrissement prononcé, obligent le malheureux malade à consulter son médecin qui constate le plus souvent que le mal a envahi tout le rectum et les parties voisines.

Nous avons bien des fois observé des cas semblables. Il faut absolument faire disparaître ces cancers au début, car si le malade ne peut plus aller à la garde-robe, il succombe rapidement ; une hémorrhagie peut aussi l'emporter.

Ce cancer comprend quatre périodes : 1° *végétation ;* 2° *tumeur ;* 3° *ulcération ;* 4° *rétrécissement* du rectum.

La chirurgie ne peut absolument rien contre ce mal ; le bistouri est impuissant à enlever la totalité de la tumeur. Ces résultats sont constatés par les chirurgiens eux-mêmes.

L'opération chirurgicale n'a d'autre résultat que d'affaiblir considérablement un malade déjà presque épuisé ; de plus, elle est toujours sujette à la récidive.

Notre méthode consiste à rétablir la continuité des intestins et à faciliter, au moyen de pansements spéciaux, l'évacuation des matières. Le malade se trouve subitement soulagé. Nous profitons de cette accalmie pour examiner avec soin la cavité rectale, au moyen de la lumière électrique. Des appareils perfectionnés nous permettent d'éclairer l'intérieur du rectum dans lequel nous voyons comme en plein jour, ce qui nous permet de juger de la position, de la grandeur et de l'état de la tumeur.

Certains alors d'agir en toute confiance, nous appliquons sur le mal des remèdes qui agissent avec rapidité et le font bientôt disparaître.

Exemples de guérison.

M. C B..., ancien officier de cavalerie, 58 ans, éprouve depuis longtemps une certaine difficulté pour les garde-robes ; il a toujours été sujet à la constipation ; mais, depuis cinq mois, cette dernière ne fait qu'augmenter. Après avoir débarrassé entièrement le rectum, nous explorons cette cavité au moyen de la lumière électrique ; nous trouvons alors, assez loin de l'anus, et à gauche, une tumeur du volume d'une grosse noix ; cette tumeur obstrue le canal. De temps en temps elle saigne, ce qui a fait croire pendant longtemps à M. B... qu'il était atteint d'hémorrhoïdes internes.

Des applications nombreuses et réitérées ont suffi, en l'espace de trois mois, à faire disparaître le mal. Depuis, la constipation n'a plus reparu ; elle était donc réellement amenée par la tumeur.

M. A. N..., cultivateur, âgé de 41 ans, souffre depuis plusieurs années d'une constipation qui a résisté à tous les purgatifs. Ces derniers, au lieu de diminuer la maladie, n'ont fait que l'augmenter. L'exploration du rectum nous révéla l'existence d'un bourrelet en forme d'anneau, à 5 centimètres de profondeur. Ce rétrécissement était la cause du mal. Nous le combattîmes avec le plus grand succès par notre méthode, et nous fûmes heureux d'amener une guérison complète après un traitement de quarante-cinq jours appliqué en notre Institut médical.

POLYPES DU RECTUM

Après ceux du pharynx, ce sont les plus fréquents que l'on observe. Le polype est pédiculé ; il atteint le volume d'une noix, d'une mandarine. Il est habituellement situé assez haut dans le rectum. Comme pour tous les polypes, il en existe de deux sortes : 1° des *muqueux*, chez les enfants ; 2° des *fibreux*, chez les personnes âgées. On les reconnaît facilement chez les enfants lorsque ceux-ci rejettent des selles muqueuses, teintées de sang, analogues à de la gelée de groseilles. On peut aussi les sentir par le toucher ou l'examen au *speculum ani* délicatement fait (voir page 64).

Par ma méthode, je guéris sans opération les polypes du rectum et une application suffit le plus souvent.

RÉTRÉCISSEMENT DU RECTUM

Nous avons vu plus haut que les tumeurs en général et les hémorrhoïdes pouvaient déterminer par aplatissement le rétrécissement du rectum ; mais le rétrécissement *vrai* du rectum tient souvent à une cause d'origine syphilitique. Le chancre phagédénique et les plaques muqueuses en sont les coefficients. Certains auteurs disent que le syphilome ano-rectal produit le rétrécissement ano-rectal par sa dégénérescence fibreuse rétractile. Ce rétrécissement syphilitique est toujours *fibro-annulaire* ou *cylindrique*.

On constate encore des rétrécissements du rectum après les plaies, déchirures, opérations chirurgicales des fistules, opérations d'hémorrhoïdes avec le thermo-cautère, ou avec l'écraseur de Chassaignac.

Au-dessus du rétrécissement, l'anus est très dilaté. En cas de rétrécissements, les malades se présentent en vain à la garde-robe. Ils font des efforts surhumains, qui vont parfois jusqu'à la syncope. Le moral se déprime ; le malade évite de prendre des aliments pour éviter d'aller à la selle ; il se laisse mourir de faim, ou cherche à se suicider.

Par notre traitement, nous guérissons sans opération les rétrécissements de l'anus, et sans employer, comme le font les chirurgiens, la section du rectum, ou *rectotomie*, ou la dilatation brusque, qui expose le malade aux hémorrhagies, à l'écoulement continuel des matières fécales, aux suppurations et même à la perforation du péritoine qui entraîne toujours la mort.

DÉPLACEMENTS DE LA MATRICE

SUITES DE COUCHES

ANTÉVERSION. — RÉTROVERSION. — ANTÉFLEXION. — RÉTRO-
FLEXION. — ABAISSEMENT. — DESCENTE. — CHUTE. —
NOTRE APPAREIL CONTENTIF.

Sous la dénomination générale de *suites de couches*,
on comprend toutes les maladies et toutes les infirmités
qui reconnaissent pour cause l'accouchement. La liste de
ces affections est longue et leur gravité n'est un mystère
pour personne. Parmi elles, les *déplacements* ou *déviations de la matrice* figurent au premier rang, et, à ce
titre, méritent de fixer un moment notre attention ; c'est
pourquoi nous allons leur consacrer entièrement ce chapitre.

Si l'épreuve douloureuse, que l'on nomme l'accouchement, était constamment suivie du rétablissement complet de la santé, la femme oublierait bien vite les mille
souffrances au prix desquelles elle a acheté le joli bébé
qu'elle aime tant.

Malheureusement, il n'en est pas toujours ainsi, et les
suites de couches tiennent une large place dans le
sombre tableau des maladies auxquelles est condamnée
notre pauvre humanité.

L'avortement entraîne souvent aussi des déviations de la matrice et plus fréquemment que les accouchements.

Parmi les causes des *déplacements de la matrice*, il convient de citer en première ligne les manœuvres violentes nécessitées par un accouchement difficile, dans une délivrance laborieuse et longue, les déchirures, les hémorrhagies, les souffrances prolongées, les cris violents, les grands efforts d'expulsion. Puis ce sont les imprudences de toutes sortes, commises par les nouvelles accouchées.

Combien peu de femmes, en effet, prennent un repos suffisant après l'accouchement ? La plupart d'entre elles ne gardent pas le lit assez longtemps.

Par une *marche* trop prompte à l'issue des couches, on voit quelquefois les descentes de matrice se produire si rapidement que la relation de cause à effet est évidente pour tout le monde. A peine remises de l'ébranlement qui a retenti sur tout leur organisme, nombre de nouvelles accouchées se livrent, sans la moindre précaution, à des travaux fatigants.

Examinons maintenant les positions vicieuses que prend la matrice si une des causes sus-mentionnées réussit à lui faire quitter sa position naturelle. La matrice se déplace suivant trois directions principales : *d'arrière en avant, d'avant en arrière, de haut en bas.*

Si le corps de la matrice bascule, et le fond entraîné en avant, la déviation qui en résulte prend le nom d'*antéversion ;* elle comprime alors la vessie, et rend douloureuse l'émission de l'urine.

Si la matrice a son fond renversé en arrière, la déviation s'appelle *rétroversion ;* elle aplatit le rectum et amène mécaniquement la constipation avec tous ses inconvénients.

Les déplacements de haut en bas comprennent trois degrés, selon leur gravité : 1° *l'abaissement* ; 2° *la descente* ; 3° *la chute.*

Dans le premier degré, la matrice s'abaisse légèrement en s'enfonçant dans le canal vulvo-utérin : c'est le simple *abaissement.*

A l'état normal, le col de la matrice est situé à 6 centimètres au-dessus de la vulve, la femme étant debout. On peut facilement mesurer cette hauteur avec le doigt.

Dans le second, elle envahit le tout ou la plus grande partie de ce canal, et son col se présente à l'ouverture extérieure : c'est la *descente.*

Dans le troisième, elle franchit cette ouverture et se montre au dehors, entraînant avec elle le canal lui-même, qui se retourne comme un doigt de gant enfoncé : c'est la *chute* proprement dite. Cette dernière forme de déplacement constitue la plus triste des infirmités ; elle est pour la femme une véritable déchéance vitale.

Les déplacements de la matrice, dans les cas simples, doivent se pressentir aux signes suivants : sentiment habituel et pénible de pesanteur dans le bassin ; tiraillement continuel dans le creux de l'estomac, dans les aines et jusque dans les reins, augmentant surtout dans la marche et dans les efforts soit pour tousser, éternuer ou soulever un fardeau ; affaiblissement de la voix.

ANTÉVERSION

D'après les auteurs, cet accident aurait pour cause le raccourcissement et l'épaississement des ligaments et des tissus situés à la face postérieure de l'organe.

Si l'on pratique le toucher, on sent le col porté en haut et en arrière; il est plus éloigné de l'orifice vaginal qu'à l'état normal. On le sent par le toucher rectal.

La lèvre antérieure du col est seule vue au spéculum.

Les douleurs viennent surtout de la métrite et de la périmétrite postérieure.

RÉTROVERSION

Si la matrice est portée en arrière, la déviation s'appelle *rétroversion*; elle aplatit le rectum et amène mécaniquement la constipation avec tous ses inconvénients.

Dans la rétroversion le fond de la matrice est porté en arrière, vers l'excavation du sacrum, et le col est en avant contre la symphyse du pubis et la vessie.

Les dames atteintes de cette affection éprouvent de grandes douleurs, qui cessent aussitôt qu'un appareil intelligemment placé, opère la réduction de l'organe.

En dehors de l'accouchement et de la grossesse, la rétroversion peut se produire instantanément à la suite d'une chute ou d'une violente secousse imprimée au

11.

bassin. Dans ce cas il y a rétention immédiate d'urine et de matières, et la malade tombe inanimée.

Les rétroversions sont les déviations de beaucoup les plus fréquentes et les plus intéressantes : elles comportent une grande quantité de troubles fonctionnels et douloureux qui disparaissent aussitôt que l'organe est remis en place.

ANTÉFLEXION

Il ne faut pas confondre l'antéflexion avec l'antéversion. Dans l'antéflexion, non seulement le fond de l'utérus est dirigé en avant d'une manière plus stable qu'à l'état normal, mais il présente, en plus que dans l'antéversion, une flexion au niveau de son isthme.

Le toucher vaginal trouve, dans l'antéflexion, le col utérin dans sa position normale ; dans l'antéversion, au contraire, le col est porté en arrière et en haut, et il est quelquefois très difficile à atteindre par le toucher.

Dans l'antéflexion, le corps de l'utérus, le toucher fait reconnaître facilement dans le cul-de-sac antérieur une saillie, dure et arrondie qui n'est autre que le corps de l'organe couché sur ce cul-de-sac et formant avec le col un angle aigu.

La sonde utérine n'entre pas, à moins que l'on ne porte le manche de l'instrument en bas.

Il arrive souvent que l'antéflexion met un obstacle au fonctionnement de l'utérus, et amène la stérilité. Certains chirurgiens ont osé sectionner la partie postérieure du col avec un bistouri introduit dans sa cavité et articulé comme une lame de rasoir. Cette opération absolument condamnable a tué une grande quantité de malades.

Sous le nom d'*antéflexion congénitale*, on entend une déviation consécutive à la persistance de l'état enfantin de l'utérus. Le col est resté long et court comme dans l'enfance, et le corps très mince se plie sur lui à angle aigu.

RÉTROFLEXION

Dans la rétroflexion, le fond de l'utérus est comme dans la rétroversion couché dans le cul-de-sac postérieur, tandis que le col n'est pas accolé contre la symphyse pubienne. Le doigt sent le corps de l'utérus séparé du col par une rainure. On peut obtenir, quand l'utérus n'est pas fixé, la sensation d'un mouvement de sonnette en entraînant avec le doigt, alternativement en arrière et en avant, le col de l'utérus.

Comme dans l'antéflexion, la sonde utérine ne peut être introduite dans l'organe, à moins que l'on ne relève le manche vers le haut de la vulve.

Plusieurs chirurgiens anglais et français ont pratiqué des opérations sanglantes pour combattre la rétroversion et la rétroflexion utérines. Un autre chirurgien américain s'est imaginé de fixer l'utérus en le liant dans le ventre avec des fils de soie et de catgut.

Nous sommes les adversaires de ces opérations qui sont loin d'avoir réussi, comme bien on le pense.

On compte encore parmi les déplacements de la

matrice les *latéro-versions* et les *latéro-flexions*. Nous ne nous étendrons pas sur ces deux affections qui sont des déviations de l'utérus à droite ou à gauche, toujours en prenant la direction du fond de l'utérus comme dénomination.

Quand la maladie parvient à un certain degré, et surtout lorsqu'elle se présente sous forme d'antéflexion ou d'antéversion, il y a ordinairement des envies fréquentes d'uriner, de la constipation, des pertes blanches, des douleurs générales par tout le ventre, des syncopes prolongées au moindre effort, et assez souvent des hémorrhagies.

Dans la rétroversion surtout on constate des névralgies sciatiques avec retentissements douloureux sur les reins et dans les cuisses.

Les déplacements de la matrice déterminent encore des névralgies intercostales, la névralgie faciale ou dentaire qui disparaissent aussitôt que l'on corrige la déviation par un appareil bien fait.

Certaines personnes ont des douleurs et des difficultés dans la marche ; elles éprouvent des vertiges, une pesanteur à l'anus.

La stérilité est souvent le corollaire de l'antéversion et de l'antéflexion.

Abandonnés à eux-mêmes, les déplacements de la matrice s'aggravent.

Aussitôt qu'on se sent atteint d'un déplacement de matrice, il ne faut pas perdre de temps : on doit se faire soigner sur-le-champ ; car, au début, on peut encore compter sur une guérison rapide, tandis que livrée à elle-même, l'infirmité deviendrait de jour en jour plus prononcée, et partant plus difficile à maîtriser. Que de fois, hélas ! on n'y prend garde, croyant que cela se remettra tout seul, on s'endort dans une *imprudente* espérance. Rappelez-vous ces paroles de Champfort, jamais elles n'ont si bien qu'ici trouvé leur place : « L'espérance n'est qu'un charlatan qui nous trompe sans cesse, et, pour moi, le bonheur n'a commencé que lorsque je l'ai eu perdue. »

Nous remédions aux descentes de la matrice par deux ordres de moyens qui constituent notre méthode : moyens mécaniques, moyens médicaux. Les uns ont pour but de soutenir la matrice à la place qu'elle doit naturellement occuper, pendant que les autres redonnent à cet organe et à ses ligaments la force qu'ils ont perdue.

Dans les moyens mécaniques, deux indications sont à remplir : 1° remettre la matrice dans sa position normale ; 2° l'y maintenir, à l'aide d'un appareil désigné sous le nom de pessaire, un temps suffisant pour que les ligaments, auxquels elle est attachée, l'assujettissent solidement dans sa situation primitive.

Pour atteindre ce double résultat, on a imaginé, depuis un temps immémorial, des instruments plus ou moins bizarres.

C'étaient d'abord de simples bouchons de linge, de grosses éponges, des tampons de toile, des bourdonnets de charpie, que l'on enfonçait tant bien que mal dans le vagin. On a construit des pessaires en ivoire, en buis, en corne, etc.

Puis, sont venus les pessaires en étoupe, recouverts de toile vernissée, que l'on rencontre encore dans certains pays arriérés. Ces pessaires qui n'en méritent même pas le nom, se corrompent vite : leur vernis s'altère en très peu de temps, de sorte qu'ils répandent bientôt des odeurs infectes.

Pendant quelques années, on a employé aussi les pessaires en caoutchouc ; Paris seul en fabriquait plus de trois cent mille par an. Ce chiffre peut donner une idée approximative du grand nombre de personnes atteintes de la pénible affection dont nous nous occupons.

Bien que les pessaires en caoutchouc ne soient pas tout à fait aussi grossiers que les précédents, ils en ont absolument les mêmes défauts. S'ils ne contiennent pas de vernis, ils dégagent des odeurs soufrées, nauséabondes, pires que celles du vernis, et qui sont loin de plaire à tout le monde ; aussi les a-t-on complètement abandonnés aujourd'hui. Autrefois, quand on était obligé d'y recourir, on se voyait forcé de les faire enlever souvent, autrement ils s'altéraient par l'humidité des parties avec lesquelles ils se trouvaient en contact, et devenaient une source incessante d'infection, d'irritation et de malpropreté. Plus d'ailleurs on les laissait séjourner, et plus il devenait difficile de les enlever.

Parmi ces pessaires en caoutchouc, celui de Gariel a eu son quart d'heure de vogue. Cet appareil consistait en un petit ballon que l'on introduisait vide et que l'on gonflait, une fois parvenu à la hauteur nécessaire, au moyen d'air insufflé par un tuyau.

Un robinet que l'on ferme ensuite empêche cet air de s'échapper. Ce pessaire présente de nombreux inconvénients : sans compter son vilain tube qui ballotte continuellement entre les cuisses, il arrive que, par suite de l'ouverture spontanée du robinet, il se dégonfle tout à coup au moment où on y pense le moins ; de plus, à la longue, il dilate considérablement le vagin, amenant à côté de l'infirmité qu'il est destiné à soulager, une infirmité plus repoussante encore.

Pour obvier à ces graves inconvénients, les Anglais et

les Américains ont depuis quelque temps importé chez nous les pessaires en métal.

C'était bien là l'idéal de la perfection. Avec ces appareils, plus d'odeurs à redouter. Mais si ces pessaires étrangers n'ont pas, comme ceux en étoupe et en caoutchouc, le désagrément d'exhaler une mauvaise odeur, ils sont encore loin, comme on va le voir, de réaliser tous les desiderata. Leur rigidité en fait des instruments de supplice, souvent douloureux, et toujours difficiles à appliquer. Chaque fois qu'il devient nécessaire de les mettre en place ou de les quitter, il faut aller trouver le médecin : c'est une sujétion de tous les instants. Ces pessaires sont donc peu pratiques.

Nous pourrions ajouter que les pessaires métalliques irritent le vagin, amènent la constipation et souvent des hémorrhoïdes, en prenant leur point d'appui sur le rectum pour soutenir la matrice.

NOTRE APPAREIL CONTENTIF

On le voit, aucun de tous ces modèles, dont on a vanté les formes à l'infini, ne réalise les indications que l'on serait en droit d'attendre d'un appareil parfait.

C'est ce qui nous a décidé à entreprendre des recherches pour arriver à un meilleur résultat. Nos patients travaux ont été couronnés de succès. Ils ont abouti à la découverte d'un *appareil contentif* qui soutient la matrice en place, sans dilater le vagin et sans prendre aucun point d'appui sur les parois du rectum ou de la vessie, de sorte que les personnes qui se servent de notre appareil ne souffrent jamais, n'ont pas de besoins fréquents d'uriner, ni de constipation, ni d'hémorrhoïdes.

Dans les rétroversions et antéversions survenant chez les femmes de 20 à 30 ans, qui portent notre appareil, la guérison complète du déplacement s'effectue en douze mois. Elle peuvent alors quitter l'appareil, puisque la matrice a repris sa place ordinaire.

Chez les femmes plus âgées, l'appareil devra être gardé plus longtemps, de dix-huit mois à deux ans.

Nous devons ajouter que les dames les plus délicates le supportent sans fatigue. Il est d'ailleurs d'un emploi si facile et si commode, que beaucoup de femmes le portent, lors même que la cause pour laquelle je le leur ai conseillé a cessé.

C'est réellement l'appareil qui convient le mieux à toutes les personnes atteintes de déplacements de la matrice, mais surtout à celles qui sont fréquemment debout, marchent beaucoup ou montent à cheval, aux danseuses, aux chanteuses, pour modérer la pression que ces divers exercices font toujours ressentir vers le bas-ventre.

Nous n'en finirions pas si nous voulions énumérer ici toutes les qualités de notre *appareil contentif*, nous regrettons vivement qu'il ne nous soit pas possible d'entrer à ce sujet dans des détails que ne comporte pas la nature de cette publication.

Toutefois, permettons-nous d'ajouter qu'à l'encontre des autres pessaires lourds, mal tournés, notre appareil, véritable bijou coquet, utile, est de la plus grande légèreté. C'est à cette légèreté et à sa forme, moulée sur les parties qu'il est destiné à supporter, qu'il doit la propriété de pouvoir rester en place sans occasionner la moindre douleur, et surtout sans donner lieu à ces interminables pertes blanches qui sont bien souvent le prologue des ulcères de la matrice.

Par l'emploi des moyens mécaniques seuls, on ne remédierait qu'imparfaitement à un effet sans combattre la cause principale de la maladie, cause qui se trouve fréquemment dans le manque de ressort des tissus de la matrice, du canal vaginal et des ligaments qui doivent la tenir fixe.

C'est pourquoi, en même temps que nous appliquons notre appareil, nous instituons toujours une médication spéciale : une *injection fortifiante* en est la base. Cette *injection* tonifie les organes, prévient les inflammations et réveille la fibre musculaire ; elle ne contient que des substances bienfaisantes et salutaires sous tous les rapports, parmi lesquelles dominent les meilleurs reconstituants et les toniques les plus énergiques.

Ces deux modes d'action, tous deux dirigés sur l'organe malade, agissent concurremment, et constituent un traitement, qui donne chaque jour des exemples remarquables de guérison.

Ces cures sont dues tout simplement à ce que l'appareil, une fois posé, peut être laissé à demeure sans entraver aucune fonction ; il maintient donc la matrice élevée, dans sa position normale, pendant des mois, des années, en un mot, pendant tout le temps nécessaire au raffermissement de l'organe.

De son côté, l'*injection fortifiante de la matrice* agit en rendant de l'énergie à tous les tissus et, en particulier, aux ligaments suspenseurs qui servent de point d'appui et d'attache à la matrice.

Sous l'influence de l'*injection*, les tissus reprennent

du ton, l'élasticité des ligaments reparaît peu à peu et leur permet de fixer solidement l'organe à sa place. C'est ainsi que la guérison arrive toujours, mais d'autant plus vite, bien entendu, que l'affection a été prise au début, qu'elle existe chez une personne jeune, et qu'elle est moins accentuée.

C'est donc, répétons-le, à combiner sagement et avec prudence l'emploi de ces deux ordres de moyens que doivent tendre les gens de l'art et que doivent exiger d'eux les malades.

DÉVELOPPEMENT ANORMAL DES POILS SUR LA FIGURE DES JEUNES FILLES

DISPARITION DÉFINITIVE DES POILS PAR L'EMPLOI DE NOTRE MÉTHODE

Il est des jeunes filles qui sont incommodées par le développement d'un grand nombre de poils sur leurs joues.

Les poils sont parfois généralisés sur la figure et forment une véritable barbe ; d'autres fois, ils n'existent qu'en certains points : au menton, sur les lèvres, au cou, ou sur les bras.

Comme cet apanage n'appartient pas à la femme, celles qui le portent cherchent à s'en débarrasser à tout prix ; et cela se comprend facilement. En effet, revêtues de cette parure masculine, il leur est impossible de se présenter dans le monde, sans donner lieu à des commentaires ; il y a de si mauvaises langues !

Nous connaissons une demoiselle qui nous a avoué,
après la disparition due à notre intervention, d'une
touffe de poils couvrant son menton, qu'elle avait man-
qué plusieurs mariages à cause de ce désagrément.

La plupart des dames, affligées de ces poils, ont
essayé les différents cosmétiques épilatoires vantés par
les journaux ; elles n'ont éprouvé que du dépit, car
aucune de ces drogues ne possède la vertu de faire disparaître les poils pour toujours. En effet, le caustique
employé brûle bien la partie visible des poils, et parfois
la peau, mais la racine du follicule reste intacte et les
poils repoussent de plus belle et plus gros que les précédents.

A force d'études, nous sommes arrivés, par notre
méthode, à la découverte d'un appareil qui a la propriété
de faire disparaître tous les poils inutiles par un certain
nombre d'applications.

Les poils sont détruits jusque dans leurs racines, c'est-
à-dire avec leur bulbe, et cela sans douleur.

Il suffit de se rendre en notre Institut médical et nous
nous chargeons d'appliquer nous-même le traitement et
d'obtenir la disparition complète, *et pour toujours*, de
tous les poils disgracieux.

Nous avons déjà réussi à rendre imberbe la figure
et diverses parties du corps à plus de deux cents personnes.

Citons, entre autres, une Italienne très jolie, aux yeux
brillants, à la chevelure noire magnifique, qui, par une
fâcheuse destinée, avait vu pousser sur sa joue gauche
une touffe de gros poils noirs frisés couvrant une surface d'environ cinq centimètres carrés.

Ayant essayé toutes les pâtes épilatoires et n'ayant
rien obtenu par ce moyen charlatanesque, elle en était

réduite à abattre cette toison tous les deux ou trois jours avec des ciseaux.

Nous lui fîmes 62 applications avec notre méthode, et, à sa grande joie, tous les poils disparurent pour ne plus jamais repousser. La peau a conservé son velouté et il est maintenant impossible de reconnaître la moindre trace de la touffe poilue d'autrefois.

HERNIES

HERNIES INGUINALES, CRURALES, OMBILICALES

Une hernie est une tumeur constituée par l'issue de l'intestin sous la peau, à travers un orifice normal ou accidentel.

Elles se forment par la *locomotion* du péritoine constituant un *sac*, et c'est dans cette cavité que l'intestin vient s'insinuer.

Le *sac herniaire* comprend un *fond,* un *corps* et un *collet.*

Le sac est tantôt rouge, surtout s'il y a de la péritonite herniaire, tantôt blanchâtre et très épais. Il n'est pas rare de trouver dans son intérieur des brides fibreuses qui fond adhérer les anses intestinales à la face interne du sac.

Que contient un sac herniaire? Il peut contenir une

anse de l'intestin grêle et un peu de liquide ; c'est le cas le plus fréquent ; mais, quelquefois, il contient le gros intestin, l's iliaque ou le cœcum. Et, dans ce dernier cas, qui est rare, le cœcum, étant dépourvu de péritoine, n'a pas de sac, et il présente son tissu musculaire ; de sorte que si un chirurgien s'avise de faire l'opération de la hernie, il fend d'abord la peau, puis il taille dans le cœcum en le prenant pour le péritoine ; et le malade, s'il ne meurt pas pendant cette boucherie, n'en porte pas moins un *anus contre nature*, infirmité terrible, car le malheureux verra chaque jour ses excréments passer par la plaie béante du ventre. A titre exceptionnel, on trouve encore dans le sac herniaire : l'ovaire, ou une partie de la vessie, ou l'utérus, ou le colon transverse.

Quelles sont les causes des hernies ? Elles sont de deux ordres : 1° les *hernies de force,* qui sont dues à des efforts violents, à des coups reçus sur l'abdomen, à la toux, etc. ; 2° les *hernies de faiblesse,* qui surviennent, surtout dans la région ombilicale, par la faiblesse native des liens fibreux ; l'écartement des piliers de l'anneau ombilical suffit pour que la hernie ombilicale se produise.

Les hernies sont plus fréquentes chez l'homme que chez la femme qui en contracte souvent, cependant, pendant les accouchements.

Les signes auxquels on reconnaît les hernies sont physiques ou fonctionnels.

Comme *signes physiques,* on voit et on sent une tumeur sonore, de volume variable, de consistance élastique, sans changement de coloration de la peau. La tumeur augmente dans la station verticale et en cas de toux. Elle se réduit, c'est-à-dire disparaît par la pression de la main ou taxis, en produisant un bruit de gargouillement. Une fois rentrée, si on fait tousser le malade, la hernie bute sur le doigt. Les hernies inguinales sont plus douloureuses que les crurales, et plus la hernie est petite, plus elle est douloureuse.

Comme *signes fonctionnels,* on remarque que le malade, atteint d'une hernie, a des digestions pénibles, des coliques, du météorisme, des éructations ; il éprouve parfois des nausées, des vomissements aqueux ou alimentaires. Il ressent des tiraillements lombaires qui vont jusque dans les cuisses ; ces tiraillements se manifestent aussi au niveau du trou obturateur. Et chez tous les porteurs de hernies la vieillesse est anticipée.

Il arrive parfois que l'épiploon se trouve avec l'intestin dans le sac herniaire. Rien n'est plus facile que de s'en assurer. A la palpation, on perçoit alors un empâtement diffus allant avec la lobulation ; à la percussion, on constate de la matité au lieu de la sonorité. En sortant, elle peut s'étrangler, et se gangréner si l'on n'y met bon ordre.

Le cadre restreint de notre ouvrage nous empêche de parler ici de toutes les hernies. Nous ne citerons que les espèces les plus communes.

HERNIE INGUINALE OBLIQUE EXTERNE

Cette hernie peut être *congénitale* ou *accidentelle.*

La *congénitale* peut être divisée en : 1° *hernie vaginale testiculaire;* 2° *hernie vaginale funiculaire;* 3° *hernie testiculaire.*

La variété hernie inguinale *accidentelle* présente trois étapes : 1° *pointe de hernie ;* 2° *bubonocèle ;* 3° *oschéocèle.*

La *pointe de hernie* est presque insensible au toucher et quelquefois difficile à reconnaître. L'intestin dilate l'anneau inguinal et augmente la dimension de fossette externe.

Le *bubonocèle* indique que la hernie sort sous la forme d'une tumeur grosse comme un bubon ; elle est engagée dans le canal inguinal.

Enfin, la hernie *oschéocèle* désigne la hernie tombée dans les bourses.

Ces hernies sont beaucoup plus fréquentes chez l'homme que chez la femme, parce que chez elle le ligament rond ferme l'orifice inguinal en passant en travers.

HERNIES CRURALES

C'est la *hernie crurale moyenne* qui est la plus commune de toutes les hernies de cette région. Elle passe par l'anneau crural, puis elle s'engage dans le canal crural.

Au premier degré, l'intestin pénètre dans l'anneau crural en se faisant une poche du péritoine.

Au deuxième degré, l'intestin s'engage dans le canal crural, il a le fascia crébriformis en avant et le muscle pectiné en arrière.

Au troisième degré, le fascia crébriformis cède, et

la hernie vient former une tumeur globuleuse sous la peau.

Cette hernie est très sujette à l'étranglement, surtout lorsqu'elle est ancienne. C'est l'orifice du fascia crébriformis qui en est l'auteur, et ses fibres représentent la corde du pendu.

Cette hernie occupe la partie la plus intense du pli de l'aine ; on la sent très bien au-dessous de l'arcade crurale, tandis que les hernies inguinales ne sont senties qu'audessus. La crurale ne tombe jamais dans le scrotum.

Elle est bosselée, petite, molle ; cette hernie est plus fréquente chez la femme que chez l'homme ; nous avons expliqué pourquoi plus haut.

Pour diagnostiquer la hernie crurale de la hernie inguinale, rien de plus facile. Il suffit de mener une ligne droite de l'épine iliaque antérieure et supérieure à l'épine pubienne. Si la hernie est au-dessus de cette ligne, c'est une *hernie inguinale ;* si elle est au-dessous, c'est une *hernie crurale.*

HERNIES OMBILICALES

Ces hernies sont surtout fréquentes chez les enfants. Elles ne s'étranglent jamais. L'intestin grêle en fait partie avec le péritoine. Chez les adultes, on la rencontre en cas d'ascite, et chez quelques accouchées. Ce sont des effondrations du péritoine, de l'intestin, rarement de l'épiploon, qui sont énormes comme des têtes d'enfant.

Le traitement varie selon la période de la maladie ; en tous les cas notre maxime est toujours : pas d'opération.

ABCÈS FROIDS

On en distingue trois sortes :

1º *Abcès par tuberculose osseuse ;* par congestion.

2º *Abcès par arthrite tuberculeuse ;* abcès circonvoisins.

3º *Abcès par gourme tuberculeuse* du tissu cellulaire.

Ces abcès sont plus fréquents dans le sexe masculin. Ils sont héréditaires. On les rencontre surtout chez les scrofuleux, et dans cet état du tempérament que l'on appelle : la *misère physiologique.* La rougeole et la coqueluche les font parfois éclore.

Au début, ces abcès sont constitués par une cellule géante avec travées de tissu conjonctif, puis par une ceinture du tissu embryonnaire et des vaisseaux. Au milieu de cette trame on trouve des milliers de microbes. A la périphérie, se montre la membrane germinative de l'abcès froid avec développement abondant d'artérioles très fines qui servent de support à des granulations grises pleines de bacilles.

Cette membrane disparaît et une fonte purulente arrive ; il se déclare des fistules qui rejettent pendant des années des matières tuberculeuses.

Au début, la tumeur est petite, roule sous le doigt ;

12

puis elle augmente de volume, la peau se gonfle, s'amincit et se crève : la tumeur s'amollit, fluctue et le pus s'écoule constamment : un pus séreux, blanchâtre, avec particules comparées à du riz, et des fragments

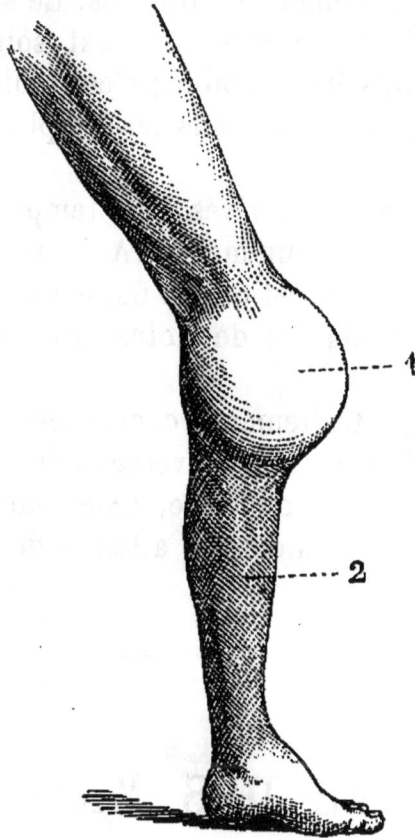

FIG. 18. — Tumeur blanche du genou.

d'os lorsque le mal se développe sur une articulation.

Lorsque des tubercules se développent dans les extrémités osseuses, près des jointures, les têtes de ces os augmentent de volume ; elles se carient ; et les mouvements de l'articulation deviennent impossibles. Il se forme ce que l'on appelle une *tumeur blanche* fréquente au genou (Fig. 18) ; d'autres fois, elle s'empare de l'articulation coxo-fémorale, c'est la triste maladie connue sous le nom de coxalgie.

On voit aussi des jeunes personne atteintes de ce que l'on appelle vulgairement *écrouelles*. Ce sont des abcès froids tuberculeux du cou qui, mal soignés, coulent pendant un temps indéterminé ; c'est toujours la même affection se développant dans les lymphatiques comme dans les os.

Mais nous sommes arrivés à un temps où toutes ces maladies ont trouvé leur maître. Aujourd'hui, on guérit facilement et sans opération les fistules des abcès froids du cou : trois semaines de notre traitement suffisent pour cela.

Les plus longs traitements concernent les coxalgies, et les tumeurs blanches des diverses jointures du corps ; cependant, par notre méthode, nous parvenous peu à peu à guérir les malheureux atteints de pareilles maladies.

MALADIES DES MACHOIRES

OSTÉO-SARCOME DU MAXILLAIRE SUPÉRIEUR

On trouve cette affection chez l'adolescent de 25 à 30 ans.

Elle est plus souvent latérale que bi-latérale et plus fréquente chez l'homme que chez la femme.

La tumeur qui forme l'ostéo-sarcome est composée d'éléments cellulaires embryonnaires, de travées fibreuses, de cellules en raquette, de cellules à myéloplaxes ou fusiformes.

Cette maladie débute par des douleurs à la mâchoire, qui précèdent la naissance de la tumeur, douleurs osseuses ; puis arrive le gonflement de la fosse canine, c'est-à-dire de la région jugale.

Bientôt survient un ébranlement des incisives et des

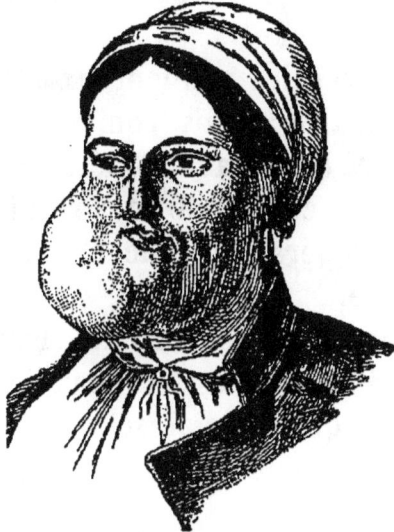

Fig. 19. — Ostéo-sarcome du maxillaire supérieur.

petites molaires, et cela sans carie, ni périostite alvéolo-dentaire.

Le mal envahit ensuite les régions nasale et gingivale, et fait saillie au niveau de la voûte palatine.

Plus tard, il augmente encore, il pénètre dans la cavité orbitaire, il refoule l'œil en dehors de l'orbite, et donne lieu à des névralgies faciales par la compression des rameaux des nerfs sous-orbitaires (Fig. 19).

L'ostéo-sarcome est une tumeur élastique, lisse, non fluctuante, sauf en cas de sarcome kystique.

Si on ponctionne l'ostéo-sarcome, il en sort du sang, signe précieux pour le diagnostic.

Plus tard, si la tumeur est livrée à elle-même, arrivent l'ulcération de la peau, la cachexie et la mort.

Nulle tumeur ne marche aussi vite que l'ostéo-sarcome du maxillaire ; en deux mois la maladie arrive à son apogée. Un grand chirurgien disait, en examinant un malade qu'il amenait de Bordeaux à Paris, qu'il voyait la tumeur pousser en route. Et, en effet, la durée du voyage avait suffi pour qu'il y ait une notable augmentation du mal.

Autrefois, on opérait les malheureux atteints d'ostéo-sarcome du maxilliaire ; mais comme il fallait scier la mâchoire supérieure du malade, l'opération était toujours grave ; d'autre part, comme le mal récidivait le lendemain même de l'opération, aucun chirurgien n'osa bientôt plus la faire.

Par notre méthode de pansements, nous obtenons la guérison des ostéo-sarcomes du maxillaire supérieur, pourvu, toutefois, que le mal soit à son début, qu'il n'ait pas envahi complètement le sinus maxillaire ni le nez, ni l'orbite.

***

CANCER DU LARYNX

L'épithélioma ou le cancer se montre sur les cordes vocales ; puis il envahit certaines parties du larynx jusqu'à ce que survienne la mort par asphyxie (Fig. 20).

Les chirurgiens ont de tout temps essayé de détruire les cancers du larynx, soit par le fer rouge, soit par le

12.

grattage ; mais, jamais ils n'ont obtenu même un sem-
blant de guérison.

Qui ne se souvient des opérations faites sur l'empereur d'Allemagne atteint d'un épithélioma laryngien.
Tous les grands chirurgiens de son empire étaient à ses
côtés. Le fameux Anglais Mackensie, venu à la rescousse,
fit du grattage à plusieurs reprises différentes ; et,

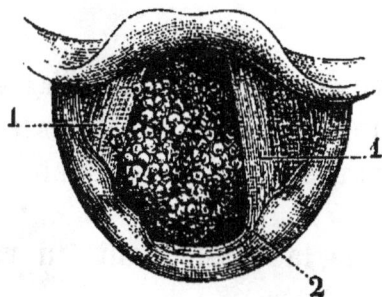

Fig. 20. — Cancer du larynx.

malgré la haute science chirurgicale de ces grands maîtres
ès-arts de tailler, l'empereur mourut après la quatrième
opération.

Notre traitement, en pareil cas, consiste en applications faites sur le mal avec le laryngoscope. Il est bien
supérieur aux procédés chirurgicaux, surtout lorsque le
mal est à ses débuts, car il n'y a jamais de récidive.

MALADIES DE LA VESSIE
ET DES VOIES URINAIRES

TRAITEMENT DES TUMEURS ET CALCULS DE LA VESSIE. — INCON-
TINENCES D'URINE. — FISTULES URINAIRES. — RÉTRÉCIS-
SEMENT DE L'URÈTHRE. — SPERMATORRHÉE.

Les maladies de la vessie sont du ressort de notre spécialité.

Nous traitons toutes les maladies de cet organe sans aucune opération.

Qu'il s'agisse d'un calcul ou d'une tumeur, un traitement spécial, appliqué par nous, pendant quelque temps, donne les meilleurs résultats.

Il faudrait un volume entier pour décrire toutes les maladies de la vessie et le mode de traitement que nous appliquons à chacune d'elles.

Contentons-nous ici, où l'espace est restreint, d'informer les malades que nous nous empresserons de leur donner tous les renseignements qu'ils désireront avoir à ce sujet.

Les malades qui se rendront aux consultations de notre Institut médical, seront examinés avec des appareils perfectionnés qui nous permettent d'explorer, sans aucune douleur, les organes génito-urinaires de l'homme et de la femme, jusque dans les régions les plus profondes et les parties les plus cachées.

L'éclairage électrique est appliqué aux examens de l'urèthre, de la vessie, du vagin, de la matrice et du rectum.

C'est grâce à notre mode spécial d'investigation, le seul vraiment rationnel, puisqu'il nous permet de voir le mal à l'intérieur du corps et d'y appliquer directement les pansements nécessaires, que nombre de personnes vouées à l'incurabilité recouvrent chaque jour rapidement la santé.

Un LABORATOIRE D'UROSCOPIE est placé sous notre direction pour l'examen chimique et microscopique de l'urine des malades.

Par notre traitement spécial, nous traitons les CORPS ÉTRANGERS DE LA VESSIE, les CYSTITES, les TUMEURS, les DÉPLACEMENTS, les INCONTINENCES D'URINE, les ARCÈS URINEUX, les FISTULES URINAIRES, les EMPOISONNEMENTS URINEUX, les RÉTRÉCISSEMENTS DE L'URÈTHRE et ses TUMEURS, les FISSURES, les URÉTHRITES, la BLENNORRHAGIE.

L'incontinence d'urine est l'écoulement involontaire de l'urine. On la rencontre aux trois âges de la vie : chez l'enfant, l'adulte et le vieillard.

Chez l'enfant l'incontinence est nocturne ; elle est due soit à la faiblesse du sphincter méthral, soit à une irritabilité extrême de la vessie.

Vers 4 ou 5 ans, la maladie se déclare et l'enfant urine à plein canal deux à trois fois la nuit. Cette incontinence *infantile* peut durer jusqu'à l'âge de 20 ans.

Chez l'adulte et le vieillard, c'est surtout pendant le jour que se manifeste l'incontinence. Elle se produit en cas d'hypertrophie prostatique ou de paralysie de la vessie.

Notre méthode de traitement donne des guérisons remarquables dans la plupart des cas.

Les rétrécissements du canal de l'urèthre sont *cicatriciels* ou *inflammatoires*. Les *cicatriciels* sont les plus sérieux ; ils surviennent surtout à la suite d'un traumatisme ou d'une ulcération chancreuse.

Les *inflammatoires* sont produites par l'épaississement de la muqueuse du canal de l'urèthre après la blennorrhagie et après l'usage d'injections caustiques.

En général, les rétrécissements se traduisent par une grande difficulté d'uriner. Le malade fait des efforts inouïs et il arrive à grand'peine à uriner en arrosoir.

Par notre traitement nous obtenons la guérison de tous les rétrécissements.

La spermatorrhée est la perte continuelle du sperme qui s'écoule du canal à tout moment de la journée. On conçoit facilement qu'un pareil état amène vite un affaiblissement du tempérament et en même temps l'impuissance. Par des applications spéciales nous guérissons la spermatorrhée, aussi ancienne qu'elle puisse être.

L'ONGLE INCARNÉ

On appelle encore cette maladie : *onyxis latéral, ongle rentré dans les chairs.*

L'ongle incarné est déterminé par la pression d'une chaussure trop étroite : c'est la bête noire des Cendrillons qui veulent faire pied mignon.

Couper les ongles en rond prédispose à cette affection : c'est cependant la mode !

L'onyxis se développe de préférence sur le bord externe

du gros orteil; on le voit plus rarement sur les deux bords de l'ongle.

Il y a de la rougeur, des douleurs dans le sillon onguéal; puis, survient une ulcération qui suinte et des bourgeons charnus qui végétent en tournant au-dessus de l'ongle.

Le patient se chausse difficilement et marche avec peine.

Nous guérissons l'ongle incarné sans opération; après avoir imbibé un filet de charpie dans un liquide résolutif, nous le passons sur le bord de l'ongle avec douceur. Ce pansement fait matin et soir donne en quelques jours les meilleurs résultats. Il n'est pas douloureux.

Nous repoussons l'opération qui consiste à saisir les bourgeons charnus avec des ciseaux et à les arracher en les tordant. Ce procédé barbare, inventé par Dupuytren, ne vaut rien qui vaille.

MALADIES DE LA PEAU

BOUTONS, DARTRES, ECZÉMA, ACNÉ, PELLICULES, PSORIASIS, PRURIGO, COUPEROSE, HERPÈS, PITYRIASIS, SYCOSIS, ZONA, LICHEN, LÈPRE, TEIGNE, SYPHILIS, SCROFULE, ULCÈRES VARIQUEUX, LUPUS VORAX.

En terminant notre ouvrage, nous croyons bon de dire ici quelques mots sur le traitement des maladies de la peau.

Des milliers d'attestations de guérisons prouvent que notre traitement est supérieur à tout ce que l'on fait aujourd'hui.

Nous déclarons que nous sommes les ennemis du mercure et de l'iodure de potassium que beaucoup de praticiens emploient journellement dans les maladies de la peau. Nous conseillons aux malades de ne jamais recourir à ces poisons qui ruinent vite la santé et ne guérissent pas les maladies de la peau.

Pendant notre stage hospitalier, nous avons été à même de juger les effets de ces deux remèdes. Les malades sortaient blanchis au bout d'un long temps du traitement ; puis, la maladie reprenait le dessus, et on les voyait bientôt rentrer à l'hôpital dans un état plus triste qu'auparavant.

Nous ne parlerons pas ici des accidents que provoquent le mercure, l'iodure et l'arsenic ; l'histoire de ces drogues n'est plus à faire ; chacun sait qu'elles altèrent les organes digestifs, produisent le dépérissement et des accidents irrémédiables.

Dans les maladies de la peau passées à l'état chronique, les purgatifs, les amers, les astringents, les bains de barèges ne donnent que des résultats fictifs.

En effet, il ne faut pas oublier que ces maladies sont l'expression d'un sang vicié qu'il faut avant tout purifier.

Le talent du médecin consiste à trouver le dépuratif qu'il y a lieu d'employer dans tel ou tel cas, et de bien faire comprendre au malade que les dépuratifs doivent être employés sans interruption, car ce sont eux qui surtout guérissent ; c'est ce que nous avons constaté bien des fois dans notre longue pratique.

Le traitement dépuratif institué, on pourra alors

recourir au traitement local sur la région malade et faire les pansements nécessaires. Il n'y aura pas le moindre danger que la maladie chassée du visage se reproduise sur un autre organe ; vaincue par le dépuratif, elle disparaîtra tout entière du corps pour ne jamais revenir, et c'est là le but que nous poursuivons par notre méthode.

ECZÉMA

L'eczéma ou *dartre squameuse* est une affection de la peau qui se montre sous la forme de petites vésicules très nombreuses, agglomérées sur une partie du corps nettement circonscrite.

On distingue deux sortes d'eczémas : l'*eczéma aigu* ; l'*eczéma chronique*.

L'aigu présente trois variétés : *le simple, le rubrum, l'impétiginode*.

Le plus grave c'est l'*impétiginode* ; la peau est très rouge, la chaleur brûlante. Les vésicules se déchirent, elles fournissent un liquide abondant, jaunâtre et très irritant qui, en séchant, forme des croûtes épaisses, jaunes, sous lesquelles poussent bientôt de nouvelles vésicules qui se comportent comme les précédentes. Il reste, au bout d'un certain temps, des taches brunâtres, qui ne s'effacent jamais.

L'*eczéma chronique* succède aux précédents, mais surtout à l'*impétiginode*. La peau est tendue, gonflée, luisante, fendillée. Elle est toujours trempée de pus qui s'écoule de la peau altérée. Le pus se dessèche sur la peau et forme des plaques croûteuses jaunes qui tombent et sont bientôt remplacées par d'autres, et cela n'en finit pas.

Le malade a des démangeaisons continuelles, il ne peut résister au besoin de se gratter, et il aggrave ainsi son affection.

L'*eczéma* a certains sièges de prédilection. On le trouve surtout sur le cuir chevelu où il peut faire tomber les cheveux ; sur les oreilles chez les religieuses qui ont des bonnets qui les serrent trop ; sur les mamelons des seins des nourrices ; sur les cuisses et les organes génitaux où il cause des démangeaisons insupportables.

Nous avons vu un *eczéma* sur la figure d'une jeune Normande ; depuis plus de dix ans, il suppurait et formait des croûtes humides au point de l'obliger à porter un large bandeau, pour cacher sa triste figure aux yeux des passants.

Cette malheureuse, lasse de se faire soigner dans son pays, où les médecins lui avaient fait suivre une infinité de traitements qui n'avaient pas réussi, vint à Paris pour se faire traiter en notre Institut médical.

Sous l'influence de nos pansements, appliqués chaque jour, la malade alla de mieux en mieux, et, à la fin du troisième mois, elle était complètement guérie.

Nous laissons à penser quelle fut la joie de la famille, lorsque la jeune fille regagna son pays sans bandeau autour de la tête.

ULCÈRES VARIQUEUX

Les ulcères sont dus à l'inflammation d'une varice, à une contusion, à une brûlure.

Mais les plus fréquents sont ceux qui viennent chez les personnes qui ont des varices. On les trouve surtout à la jambe droite.

Et voici comment ils se développent. Au niveau d'une varice, la peau s'enflamme, il se forme une phlébite qui suppure et laisse après elle une plaie : c'est l'ulcère variqueux.

Les bords des ulcères sont rouges : ils s'indurent bientôt. Le fond de la plaie est grisâtre, et il s'en écoule un pus sanieux.

Souvent l'ulcère n'entame que la peau ; parfois, cependant, il va jusqu'au tibia qu'il rend malade en y développant une ostéo-périostite.

Si on ne les soumet pas à un traitement sérieux, les ulcères variqueux deviennent douloureux et s'agrandissent toujours, jusqu'à mettre toute la jambe en plaie. Livrés à eux-mêmes, ils persistent indéfiniment.

Sous l'influence de la fatigue, la suppuration augmente et la jambe enfle.

Le sujet est-il lymphatique, ou bien met-il des cataplasmes ? Il se développe bientôt dans l'intérieur de la plaie variqueuse des chairs mollasses qui saignent au moindre contact.

A mesure que le mal vieillit, les bords de l'ulcère deviennent *calleux*, c'est-à-dire durs comme du bois.

Il peut aussi arriver que la gangrène se mette dans l'ulcère ; le pus prend alors une odeur fétide, et le malade va de mal en pis ; s'il n'est pas secouru rapidement, il peut en mourir.

Lorsque l'on a des varices, il est prudent de porter un bas élastique bien fait pour se mettre en garde contre la venue des ulcères variqueux. Il faut aussi éviter les grandes marches.

Nous avons un excellent traitement pour guérir les ulcères variqueux, mais pendant ce traitement, le malade doit garder le repos dans la position horizontale.

Ce traitement n'est nullement douloureux ; les personnes les plus sensibles le supportent aisément ; il ne comporte aucune cautérisation, ni l'emploi d'aucun caustique.

LUPUS VORAX

Le *lupus vorax* est ainsi nommé parce que c'est un ulcère qui a la voracité du loup.

Il se développe surtout sur le nez, sur les lèvres, le menton, les joues, sur la peau du tronc, les épaules, la main, le pied.

On le voit, cette *dartre rongeante* existe un peu partout.

Le *lupus* commence par une dartre rouge composée de tubercules assez gros qui crèvent et laissent couler de l'*ichor* comme le cancer ; sur les ulcères, ainsi formés, poussent des croûtes brunâtres, très adhérentes à la plaie.

Le lupus se développe de préférence sur le bout du nez, rarement sur les ailes.

Au début, il y a du coryza, du gonflement, de la dou-leur ; puis la peau et les cloisons du nez se détruisent et nous avons vu beaucoup de cas où la totalité du nez avait disparu ; le malade était affreux à voir.

Une autre variété de lupus présente des phénomènes tout à fait remarquables : c'est l'*hypertrophique*. Il se montre au visage. Les joues sont énormément tuméfiées ; les lèvres gonflées sont renversées au dehors et mettent ainsi à découvert les gencives et les dents. Les paupières couvrent les yeux. On comprend la gravité du *lupus* ; aussi les chirurgiens n'osent-ils plus l'attaquer par le bistouri ; ils savent bien que le mal récidiverait de suite.

Par notre méthode de pansements, la guérison s'af-firme toujours ; tous les malades que nous avons traités sont guéris ; des quantités d'attestations le prouvent d'une manière irréfutable.

ÉPHÉLIDES OU TACHES DE ROUSSEUR

Les taches de rousseur sont plus fréquentes chez la femme que chez l'homme.

On les rencontre surtout chez les personnes blondes ou rousses dont la peau est fine et blanche. Elles for-ment ce que l'on appelle le *lentigo*.

On voit sur la figure, sur le cou, sur le ventre des taches brunâtres plus ou moins foncées. Chez la femme enceinte on voit souvent des plaques jaunâtres formant un masque sur le front, sur les tempes ; ces plaques disparaissent après l'accouchement.

Quelquefois les taches de rousseur disparaissent rapidement ; d'autres fois elles durent longtemps ; c'est dans ce cas surtout qu'il importe de s'en débarrasser.

Nous les faisons disparaître complètement avec un liquide que nous appliquons sur les *lentigos* à l'aide d'un pinceau.

Le liquide n'attaque pas la peau ; la tache seule se détache et tombe.

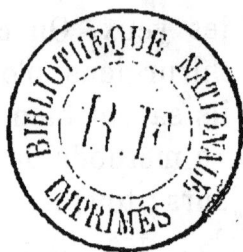

FIN

AVIS

—

L'Institut médical ALLIOT D'ÉTAVES, *est toujours* RUE VIGNON, 34. *Il n'y a pas eu changement d'adresse depuis 1891, se méfier des homonymes.*

13.

TABLE DES MATIÈRES

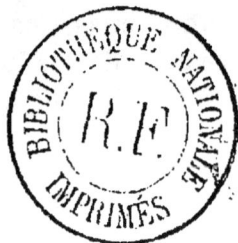

Abbeville. — Imprimerie C. Paillart.

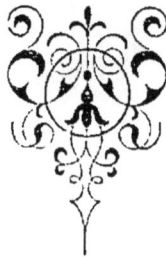

Abbeville. — Imprimerie C. Paillart.

www.ingramcontent.com/pod-product-compliance
Lightning Source LLC
Chambersburg PA
CBHW070458200326
41519CB00013B/2635